急性期病院のエスノグラフィー

Collaborative Work of Nursing : Ethnography in an Acute Care Hospital

協働実践としての看護

前田泰樹
西村ユミ
著

新曜社

目　次

装幀＊難波園子

序　章

1．本書の問い

　本書は，急性期病院で働く看護師たちの実践を記述した，エスノグラフィーである。著者である社会学者の前田と看護学者の西村は，看護師たちの実践知を探求する学際的共同研究として，2007 年から 500 床規模の総合病院にて調査を開始した。その調査研究は，少しずつ問いを更新しながら 2020 年現在まで続けられている。

　学際的とは述べたが，探究すべき問いに本質的な違いがあったわけではない。両者がそれぞれにそれまで行なってきた調査，たとえば『語りかける身体』（西村 2001）や『心の文法』（前田 2008）にまとめられた研究は，「病いや障害をもって生きる当事者や，現場の医療従事者たちは，実際にどのような経験や行為をしているのか」といった問いに導かれたものであったからである[1]。この問い自体は，社会学や看護学といった領域を超えて共有できるものであるはずだ。

　この問いに向かい合うとき，まず最初に注意しなければならないのは，研究者が経験の理解を試みるよりもまえに，それぞれの実践の参加者たちは，自らの経験を何らかの方法で理解しているということである。

---

[1]　この 2 冊は，著者たちそれぞれの博士論文を書籍にしたものである。『語りかける身体』（西村 2001）は，いわゆる植物状態と呼ばれる患者と看護師との関わりを記述した書物であり，両者のはっきりと見てとることのできない関係へと迫るために，看護師自身の経験へと立ち戻り，その経験の内側から記述していこうとする方針が採られている。一例をあげると，コミュニケーションの手段が「確立できていない」と言いつつも，微妙な瞬きや握手を通じて患者と交流している看護師が語った，「視線が絡む」という言葉を軸に記述が展開されていく。このように現場に身をおきつつインタビューを行ない，現象学的な思考を手がかりとして，経験の記述を行なう研究のあり方は，本書にもいかされている。また，『心の文法』（前田 2008）は，動機，感覚，感情，記憶といった「心」にかかわる概念が医療実践においてどのように用いられているのかを分析した書物である。歯科診療の場面で，歯科医師は，患者の痛みの訴えをどう理解し，どう扱うのか。問診や電話相談で訴えられた不安は，どのように受け止められるのか。言語療法において，ある言葉が想い出せたり想い出せなかったり，といったことは，どのようなこととして理解されているのか。こうした病いの当事者や医療の専門職を含む医療実践に参加する「人びとの方法論」を記述する試みは，本書にも継承されている。

たとえば，ある病いを生きている人がどのような経験をしているのか知りたい，と考えるのであれば，まずは，その人が，身体の不調や痛みをどのように位置づけ，医療者から伝えられた情報をどのように理解し，さまざまなこととどのように折り合いをつけてきたかを，知ろうとするだろう。あるいは，看護師が病棟でどのような経験をしているのかを知りたい，と考えるのであれば，看護師たちが何を見て，何を聴いて，何を考え，何を報告しているのか，そういったことを知ろうとするだろう。

　このように考えてみるならば，どのようにことがらを経験し，どのようにそれを語るか，ということは，それぞれの実践の参加者たちにとってこそ，問題であることが見えてくる。そしてそこには，経験や行為をそれと理解できるようにするための参加者たち自身の方法が，すでにあるはずなのだ。だとするならば，まず考えるべきことは，どのようにしたら，その方法から学ぶことができるだろうか，という問題ではないだろうか。

　こうした論点の持つ重みを確認するために，H.サックスによる「子どもが語った物語」の分析を想い出しておこう（Sacks 1972）。「赤ちゃん泣いたの，ママがきてだっこしたの」という子どもが語った物語の分析である。私たちは，この2つの文からなる物語を聞くとき，この「ママ」は，泣いたその「赤ちゃん」の「ママ」であると聞くだろう。また，文が並んでいる順序に出来事が起きていて，最初の出来事があったから次の出来事があったのだと聞くだろう。だが，それはいかにしてなのだろうか。「赤ちゃん」と「ママ」が並置されるとき，私たちは，両者を同じ「家族」に含まれるものと理解するだろう。「泣く」という活動は，人生段階上の「赤ちゃん」と結びついて聞こえるだろう（大人が泣いたのであれば，さらに男性／女性が泣いたと見ることもできるだろうが，「赤ちゃん」が泣いたのであれば，さらに「男性／女性」が泣いたとはみないだろう）。そして，「泣く」という行為は，次に続く行為を規範的に指定する働きをもつだろう。したがって，「だっこする」という行為は，なされるべき行為としてなされたと聞こえるだろう。

　こうしたサックスの分析が示しているのは，私たちがありふれた日常の光景を理解するときにさえ，さまざまな概念どうしの結びつきが用いられているということである。そもそも，事実として，「赤ちゃん」が「男性」であり，「ママ」が「女性」であったとしても，私たちは，「男性が泣いているのを女性が抱きあげた」とは，見ないはずである。「赤ちゃんが泣いたのをママがだっこした」ことが「見てわかる」といったごく基本的な経験であっても，さまざまな概念の結び

つきが用いられることにおいて経験されているのであり，その結びつきの規範的な期待のもとで編成されたものなのである。そして，この物語を語った子どもは，こうした概念の用法を理解していたはずだ。そうであるならば，このありふれた日常の光景を理解することは，個別的な経験であったとしても，そこで用いられている方法は，その個別的な経験を可能にするような一般性をそなえているはずだ。

　最初の問いに戻ってみるのであれば，「病む人や，現場の看護師たちが，実際にどのような経験をしているのか」を理解したいと思うのであれば，その経験を理解しうるものにしている方法から学ばなければならない。もちろん，看護師が，病棟において生じていることを理解し，報告し，記録するとき，そこでは，専門職としての専門性が求められるがゆえの難しさがあるだろう。また，病む人が，医療者から告げられた情報と折り合いをつけ，自らの経験を語るとき，その重さゆえの難しさがあるだろう。それでもなお，そうした経験は，まさにそのようなものとして，私たちの生活の一部をなしているのである。

　注意しておきたいのは，こうした経験や行為を理解するための方法を捉えようとするとき，ただ単に当事者の主観を理解するためにインタビューをすればよい，ということにはならないということだ。しばしば現場の看護師たちは，実践的には多くのことを行なっているが，あまりに上手く遂行されているがゆえに語られないこと，語るのが難しいことも多くある。実践を理解することが重要だ，という主張は簡単になされうるが，「実際にやっていること」としての実践を適切に語ることは難しい。だからこそ，フィールドワークをすることは重要なのだが，これも単に観察して記録すればよい，ということにはならない。どのように観察することができるか，ということの方が問題だからだ。繰り返し述べてきたように，現場の看護師たちは，病棟において生じていることを見て，聴いて，報告するための方法を持っている。こうした方法に即した仕方で見て，聴いて，記述するのでなければ，看護師たちの実践の理解に辿り着いたことにはならないだろう。

　先取り的に述べてしまうが，現場の看護師たちの志向にあわせて，実践の成り立ちを理解しようと試みるとき，それぞれの行為が独立になされているわけではないし，それぞれの経験が独立に生じているわけでもない，ということにすぐ気づかされる。看護実践は，本質的に協働的なものだ。協働的だというのは，協働することが大事だという理念的な主張なのではない。そうではなく，それぞれの行為は，次の行為につながっていくものとして理解され，それぞれの経験は報告

され，他の経験の条件を作るものとして理解される，ということだ。急性期病院での看護は，複数の看護師たちが，病院内を移動しながら，あるいは勤務交代をしながら，複数の患者に対してケアを提供するものである。それぞれの実践は，その場を越えた病院の時間と空間の編成の中で，多くの人とかかわるものとして，継続的に生じている。したがって，それぞれの実践を，それがなされている文脈から切り離してしまっては，適切に理解することができないのである。

　こうした考え方にもとづいて，筆者たちの総合病院における調査は，そこで働く看護師たちの実践の成り立ちに沿って，その実践の側から問いを受け取りながら，すすめられていくことになった。こうした考え方を，西村は，「事象そのものへ」立ち返ることを主張する現象学から，前田は，実践において人びとが用いている方法論に着目する（ウィトゲンシュタイン派）エスノメソドロジーから，それぞれ受け継いできた。

　急性期病院で働く看護師たちの実践を，その実践の成り立ちに沿って記述するという点において，ここに大きな方針の違いなどはなかった[2]。急性期病院で働く看護師たちは，どのような実践をしているのだろうか。これが本書の問いである。

2．本書の構成

　筆者たちが，まず最初にフィールドワークに入ったのは，1つの病棟であった。そこは呼吸器・循環器内科の混合病棟である。そこで筆者たちは，看護師たちの許可を得て，実践に伴走し，フィールドノートをつけ，実践の流れの中で，適宜，質問をした。また，そのあとに時間をとっていただいて，インタビューを行ない語りを録音した。また，カンファレンスや申し送りについては，その場面の

---

[2]　もちろん，現象学的看護学研究を行なってきた西村と，医療実践のエスノメソドロジー研究を行なってきた前田との間に，まったく差異がないわけではない。M. メルロ＝ポンティの身体論に手がかりをえつつ研究を行なってきた西村には，やはり身体論的語彙への傾斜があるし，「自然言語への習熟」（Garfinkel & Sacks 1970）を強調するエスノメソドロジーに依拠する前田には，言語論的語彙への傾斜が見られる。しかし，個々人の意識に還元されないかたちで，看護師たちの実践そのものの成り立ちを問おうとする本書において，そこでの差は，大きな問題にならないものだ。
　また，西村が詳細なフィールドノートとインタビューをもとに記述を行ない，ビデオデータを用いないのに対し，前田はフィールドノートやインタビューの分析も行なうが，ビデオデータの分析に力点を置いているところにも違いはあるだろう。しかし，どのような資料を用いるかという資料選択の問題は，それらの資料からどのように経験の編成をあきらかにするか，という方法論上の妥当性をめぐる問いから考えるのならば，二次的な問題である。また，調査の実際の進行からすれば，適切な役割分担を産み出すものでもあった。

ビデオ録画を行ないトランスクリプトを作成して分析した。こうした調査研究の積み重ねとして，そこで行なわれている実践を明らかにし，エスノグラフィーを書こうと考えたわけである。

　筆者たちの間に違いがあるとするならば，看護師として臨床経験もある西村にはすぐに理解できる出来事が，臨床経験もなく体系的な看護教育を受けたことのない前田にはすぐにはわからず，理解できるようになるまで時間がかかるということだった[3]。実際に，一連の調査による最初の著作は，すでに西村によって『看護師たちの現象学』（西村 2014）として書かれている。

　そうした形で始められた調査において，早い段階で注目したことの 1 つは，1 人ひとりの看護師の経験が，病棟における規範のもとで編成されていることだった。呼吸器・循環器病棟に一歩足を踏み入れてみれば，すぐに気がつくことだが，そこではさまざまな音が鳴っている。ナースコールや，PHS の着信音，モニターのアラームなど，多種多様な複数の音が鳴っているのだが，調査者として最初の一歩を踏み入れた前田には，その音を明確に聞き分けることはすぐにはできなかった。しかし，病棟で働いている看護師たちの音に対する反応が秩序だっていることは，すぐに気がついた。つまり，音によって，何より最初に反応しなければならないものとそうでないものといった順序や，誰が反応するのがよいのかといった順序があるのだろう，といったことはありそうなことに思われた。

　そのアイデアを告げたところ，西村は，次々とより複雑な実践に気づいていく。この研究は，「「音」の経験と看護実践の編成」として『現象学年報』に掲載され，本書 1 章のもとになっている。病棟で働く看護師たちがどのような経験をしているのか，明らかにしていく研究の 1 つとなったわけである。象徴的な例を挙げてみよう。

　この病棟では，調査当時，A，B 2 つのチームに分かれて看護ケアを行なっていた。西村は，B チームのリーターを担当していた［15］さんについて，6 号室

---

[3]　この違いは，作業を開始するさいには，現実的な困難ではあったが，作業を継続していくにあたって，本質的な困難にはならなかった。看護師たちが行なう行為は，報告する，測定する，物語を語る，痛みを理解する，などといった医療実践の外でもなされうる行為として，「薄い記述」のもとでも理解できるものだ。著者たちの調査研究は，そうした「薄い記述」のもとでも理解できる行為が，特定の文脈においては，いかにして「レスキューを使用したことの申し送り」であったり，「痛みスケールの使用」であったり，「緩和ケアの実践」であったり，「病棟の時間の調整」であったりといった「厚い記述」のもとでも理解できるのかを明らかにしていくことになる。したがって，知識や経験の差異は，「薄い記述」と「厚い記述」（Ryle［1971a］2009a,［1971b］2009b）の記述間の関係の分析をすすめていく中で，解消されていくものである。「薄い記述」と「厚い記述」の関係については，前田（2015）を参照のこと。

の前を通り過ぎたところで［15］さんが突然止まり，後戻りして6号室へ入って
いった，ということをある日のフィールドノートに書きとめている。翌日，［15］
さんにインタビューをすると，そのときは患者さんが「見えた」のだという。そ
の患者さんは，トイレにいくときにナースコールを押してくれるはずだったが，
そのコールが「鳴った覚えがなかった」というわけだ。つまり，［15］さんは，
患者さんの「顔の気配」が「目に入り」，ナースコールが鳴って「いない」こと
に気づいて，実践の順番を組み換えた，ということになる。「ない」ことに気づ
くことができるということ自体が，本来ならそこに「あるはずだ」という規範的
期待のもとでの経験であることは，エスノメソドロジー研究の古典的なテーマの
1つでもある（Sacks 1992）。なによりも「見えた」「鳴った覚えがなかった」と
いった，それぞれの看護師たちの知覚経験自体が，病棟の実践において用いられ
ている規範によって可能になっていることが見えてくる。

　こうした現象と並行して調査者たちが注目したのが，病棟における緩和ケアの
実践であった。この病棟では，長期にわたって1人の患者のことが話題になり続
けることはそれほどあるわけではない。ただし，呼吸器病棟であるため，肺がん
の患者に対する緩和ケアが必要になることがあるのだが，痛みのコントロールが
難しい患者さんに対しては，継続的に関心が向けられていくことになる。第2章
で考察する，患者Aさんのケースがそれにあたる。Aさんは，「痛み」と「しび
れ」を区別することが難しい高齢の男性の肺がん患者であり，多くの看護師が継
続的に関心を向け続けていた。患者の痛みを適切に理解することは看護師にとっ
てこその問題だからである。第2章では，まさに看護師たちが，患者の「痛み」
の理解をどのように実践しているのかを，明らかにした。

　調査者たちは，看護師たちの志向にあわせて，看護師たちの実践の側から問い
を受け取ろうとする。Aさんのケースの場合には，看護師たちは，カンファレン
スにおいて理解を共有し，「痛み」を測定するためのスケールをどのように用い
て，どのように対応していくべきかについての方法論的な議論も行なっていた。
続く第3章では，こうした「痛み」を理解していくための「人びとの方法論」を
記述した。[4]

　こうした調査を続けていく中で，否応なく気づかされたのは，病院における看
護ケアの最も重要な特徴が，協働的な実践であるということだ。病院におけるケ
アは，複数の参加者たちが，複数の患者に対して行なう，協働的な実践である。
緩和ケアの場合でも，1人の患者が最も「つらい」痛みを訴えるのは，しばしば
1人の看護師に対してである。ただ，入院している患者は，病室に留まり続ける

のに対し，看護師たちは，勤務を交代していく。そもそも1人の看護師が，1人の患者に対して，組織を代表してケアを行なうことができること自体が，複数の参加者たちによる協働実践に支えられているのである。

　このような着想をえることによって，1人の看護師の1つ1つの行為が，その場を超えた病棟や病院の空間的・時間的編成において位置づけられていることが理解できるようになった。第4章では，緩和ケアの実践において，1人の看護師が病室の1人の患者に対応することも，管理室を「協調のセンター」（Suchman 1997）としてなされる複数の看護師たちの協働実践において可能になっていることを明らかにした。（麻薬が管理されている金庫の）「鍵をかりる」という「薄い記述」のもとで捉えられた行為が，同時に「緩和ケアの準備をする」ことでもあり，「病棟の時間の調整を行なう」ことでもあるというように「厚い記述」（Ryle［1971a］2009a,［1971b］2009b）のもとで理解されるようになったのである。

　第4章までの調査は，データの入手という点においては，2007年度から2009年度の間になされたものである。それに対して，第5章以降の調査は，それまでの調査結果を論文として公表しながら，並行して2011年度から2013年度の間になされたものである。そうした中で「協働実践としての看護ケア」というアイデアは，内実を与えられていった。

　第5章では，看護師たちが勤務を交代していくことそのものに着目し，「申し送り」という活動を中心に分析した。申し送りは，単に情報を報告するだけの活動ではなく，理解を更新し共有していく活動でもある。また，申し送りは，リーダー看護師を中心になされる活動であるが，リーダー看護師は，部屋持ちの看護師のワークの協調に関わっており，その意味で，管理室は，病室へと赴く看護師たちの活動を協調させる「協調のセンター」となっている。管理室での申し送りにおいて，看護師たちは自ら「経験」したことを報告し，次に何を「経験」するべきかの期待を更新していく。このように申し送りという活動は，病棟の時間と空間を編成しつつ，1人の看護師が病室にいって行なうケアを，勤務交替を越えて継続的なものにするものなのである。

---

[4]　このカンファレンスにおいてなされていたのは，痛みスケールを使用する「方法」についての議論という意味で，「方法論的な」議論である。実践の参加者たちは，当該実践を実際に行なうことができるという意味での「方法」を持っているだけでなく，どのように行なうべきかを検討するという意味での「方法論」を持っている（Lynch 2000 = 2000）。エスノメソドロジー（Ethnomethodology）とは，この意味での「人びとの方法論」と，それについての研究の双方に与えられた名前である（Garfinkel 1967）。エスノメソドロジーについては，前田・水川・岡田（2007）を参照して欲しい。

第6章では，病棟の時間的・空間的な編成が大きく組み変わる現象として，「急変」に対応する実践に着目した。患者の状態が急激に変化する「急変」は，生じないことが望ましいとしても，生じることが予期され，それに対応すること自体が，組織のワークの一部になっている，そのような意味での「ノーマルトラブル」である（Garfinkel 1967, Button & Sharrock 2009）。急変を急変と理解し対応していくのは，まさに看護師たちにとっての課題である。看護師たちは，これらの課題にどのように答えを出しているのだろうか。

　注意深く見ていくと，急変対応には，一定の「開始」と「終了」の局面があることに気づかされる。つまり，「開始」の局面においては，1人の看護師が急変に気づいた時点から，病棟の多くの看護師たちの志向が1人の患者に対する処置へと集中したのち，必要な看護師だけが対応にあたるように病棟の秩序が編成されていく。急変対応は，急変という出来事がそれと理解できるように「開始」局面と「終了」局面に区切りを入れながら，病棟の時間の流れを編成することによって，成し遂げられているのである。6章で見た事例においては，病棟の師長は，急変のあったXさんのための個室を確保したことを，対応している看護師に伝えたあと，「あとは，まかせておこう」とつぶやき通常の管理業務へと戻っていった。こうして「開始」局面は終わり，急変対応を遂行する局面へと移行することになるのである。

　続く第7章では，この師長が行なった実践に着目した。急変に対応するにあたって，「病院全体のバランスを見る」ことがどのようになされていたのか，看護師長の行なった実践の方から，記述したわけである。結果として，1人の患者の急変に対応するためにも，1つの病棟の看護師たちだけでなく，急変患者の移動とベッドコントロールという観点から，救命救急センター病棟ほか病院全体の各部門と連動するかたちで協働実践が空間的・時間的に編成されているのだということが示された。

　このように参加者たちの実践から論点を受け取ることによって，呼吸器・循環器内科病棟という1つの病棟から出発した調査は，病院全体を視野に入れることで，その管理にかかわる全病院的組織である看護部を対象として発展していった。本書の最終章である第8章では，管理の仕方を組み替える看護部長の実践について考察した。10年を超える調査の中で，2度にわたる看護部長の交代があり，そのつどごとに，そのつどの状況にあわせて，病院全体にかかわる管理の仕方が組み替えられていく。1人の看護師の「音」の経験や，患者の「痛み」の理解から始まった，調査研究は，こうして病院全体を視野にいれたエスノグラ

フィーとして，まとめられることになったのである。

3．本書の意義

　簡単に本書の構成について，先取りに提示した。本書の記述は，結論だけを短くとりだしてくれば，あたりまえのことのように見えるかもしれない。本書の中心的な主張は，病院における看護ケアは，協働実践として成り立っている，というものだ。1人の看護師が病棟組織を代表するものとして1人の患者に出会えるのも，そうした協働実践にささえられているのだが，これも言われてみればあたりまえの主張であると聴こえるかもしれない。しかし，問題はなぜ，そのことに気づきにくくなってしまうのか，ということの方である。

　病院組織において看護師がかかえるトラブルが，しばしば個人の問題として処理される構造があることは，繰り返し指摘されてきたし，それに対応するための対策も論じられてきた。[5]そのような現状においても，1対1の看護ということを超えて，協働実践の方法として問題をとらえなおす作業が，十分になされてきた，というわけではないだろう。

　もちろん看護師たちは，それぞれの実践において，ある意味では，こうした問題を解いているわけである。ただし，そこでなされていることは，必ずしも気づきやすいことばかりではない。ケアが適切に行なわれているとき，そこでなされている膨大な協働的な実践は，強く意識されることもなく，着実に積み重ねられていく。むしろ，問題が意識されるのは，何かが上手くいっていないときだろう。だからこそ，トラブルを個人に帰責する力も働きやすいのかもしれないのだが，そのような場合でも，トラブルに対する対処は，協働的になされるよりほかない。あたりまえのように協働的になされる精緻な実践の気づきにくさに，看護実践特有の見えにくさがある。こうした見えにくさが，実践に参加する看護師たちにとっても問題とみなされているからこそ，この病院の看護部の活動目標の1

---

[5]　たとえば，Smith（1992 = 2000）による指摘などを参照。Hochschild（1983 = 2000）の感情労働論に根ざした調査研究は，看護師が患者の感情を適切に扱うことが困難となる状況について，感情労働の困難という観点から明らかにした。たとえば，訓練プログラムを受ける可能性が十分でないために，個人資質に基づいた自己管理が強く望まれる場合があること。厳しい感情労働が，ヒエラルキーの底辺にいる看護学生に集中してしまう構造があること。同僚のサポートが得られないことが，困難な状況に拍車をかける場合，燃え尽きが起こりやすいこと。そして，これらの困難に共通することとして，その困難の理由は，特定の個人に帰責されやすいということ。これらのことが明らかにされ，またそれらに対する対策が考えられてきた。

つは，「見える看護」になっていたのである。フィールドワークに根ざしたワークの研究の成果は，その意味で，ワークプレイスでの実践をもう一度想起させる「リマインダー」となっている。

　筆者たちは，こうした理解のもと，病院へと研究成果をフィードバックしながら，呼吸器・循環器内科病棟から，実践の編成の中心となる管理部門である看護部へと調査範囲を拡大してきた。そうした経緯の中で，1人の看護師の1つ1つの行為が，その場を超えた病棟や病院の空間的・時間的編成において位置づけられているという着想を得てきたのである。

　現在，病院の看護は，地域包括ケアへ向けてどのように対応するべきかという新しい問いのもとで，新しい空間的・時間的な編成のあり方を作り出しつつある。実は2016年度から2018年度になされた調査は，そうした問いに向き合いつつなされたのだが，その問いへの応答は，本書とはまた別の成果にゆだねなければならないだろう。[6] 1人の看護師の「音」の経験から始まった本書は，病院全体にかかわる看護部の管理の実践にたどり着いたところで，いったんの時間的な区切りを入れられることになる。本書が閉じられるところで，次の問いが開かれることになるだろう。

資料1 フィールド調査の説明

　フィールドワークを行なった病院は，12病棟500床余の病床数を備える中部地区に位置する総合病院であった。400余名の看護師が働いている。当初調査を行なったのは，呼吸器・循環器内科病棟であり，この後，調査場所を看護部へ移動した。この病棟の入院患者数は35名前後であり，20数人の看護師が，日勤（8時30分〜17時），中勤（12時30分〜21時），夜勤（20時30分〜9時）の変則三交替制（調査途中で，変則二交替制に変わった）で，2チームに分かれて患者たちの入院生活を支えていた。たとえば，日勤帯の各チームには，チームの業務

---

[6]　筆者たちは，こうした理解のもと，病院へと研究成果をフィードバックしながら，呼吸器・循環器内科病棟から，実践の編成の中心となる管理部門である看護部や，患者の移動という点で地域と病院の結節点になる救命救急センターへと調査範囲を拡大し，病院全体のケア実践を包括的に視野に入れるよう努めてきた。一方で，救命救急センターが日々の実践の中で，地域との接点になっているのに対し，看護部においては，この調査期間中にも，地域医療連携部門の強化，退院支援や訪問看護の強化といったプランが策定されてきている。こうした地域を志向するプランは，急性期病院の患者を，地域から受け入れ，地域へと戻っていく存在として可視化し，新しい空間的・時間的な編成のあり方を作り出しつつある。

全体の調整や医師や他部門との相談などを担うリーダーが1名，患者の援助に直接かかわるナースが3～4名配置されていた。直接援助にかかわる看護師たちは，それぞれ6名程度の患者を担当していた。

　病棟の調査の後，調査場所を看護管理部門へ移動した。この病院の看護管理部門には，看護管理者である看護部長と3名の副看護部長が所属していた。この看護管理者たちのこと，あるいは看護管理者がいる場所のことを，この病院では，「看護部」と呼んでいた。本書では，通称の意味で「看護部」を使用する。なお，正式には，病院のすべての看護職が所属する部門のことをいう。

　毎年2週間程度，この病院に入って集中的に調査を実施し，また不定期に，個別のインタビューを行なったり，病院の研修を見せてもらったりした。集中的な調査中は病院の近くに宿泊し，主に日勤帯の実践を参加観察した。

　フィールドワークは，2人の調査者が看護師に伴走し，看護場面を観察，記録するというスタイルで行なった。その際，気になったことや複数の看護師たちによって議論された患者については，公式・非公式のインタビューによって，具体的な状況や患者との経験を聴き取った。申し送りやカンファレンス，会議の場面についてはビデオ録画を行ない，詳細なトランスクリプトを作成して，そこでの実践を分析した。

　なお，本書の本文やトランスクリプト中においては，看護師を［01］等の数字で，患者をA等のアルファベットで，調査者については，前田をM，西村をNと表記する。

　本書のもとになった調査は，科学研究費補助金基盤研究（C）2007年度～2009年度「急性期医療の看護場面における実践知の記述的研究」（課題番号：19592411）2011年度～2013年度「病院の看護をつくる実践知の記述的研究」（課題番号：23593133）の助成を受けて実施された。本研究の計画は，当該課題の研究代表者が所属する施設内倫理委員会にて審査を受け，承認されている。この研究は，2016年度～2018年度「急性期病院における協働実践についてのワークの研究」（課題番号：16K04101）の助成を受けて継続されている。

資料2：トランスクリプト断片の表記法

　本書で用いられる，トランスクリプト断片は，データの種類と必要に応じた情報を組み合わせて，下記の凡例のように指示する

　　　（断片1：11:50 のフィールドノート）

　　　（断片2：2 週目月曜日のインタビュー）

　　　（断片3：1 週目火曜日 12:30 のビデオ，「カンファレンスにあげる」）

　本書第3 〜 5 章で用いられるビデオデータのトランスクリプト断片は，G. ジェファーソンによって始められた転写システムをもとに，本書の論旨に必要な範囲に応じて作成されている。表記法については以下を参照のこと。なお，考察に影響の無い範囲で，表現をあらためた箇所があることをお断りしておく。

[01]	：参加者は「[番号]」で示す。
[	：発話が重なり始めた場所を示す。
=	：途切れなくことばや発話が繋がっていることを示す。
(　　)	：なにかことばが発せられているが，聞き取り不可能であることを示す。
(○○)	：聞き取りが確定できない場合は，当該文字列が丸括弧で括られる。
[?]	：発話者の特定が困難である場合，「[?]：発話」で示す。
(n.n)	：その数字の秒数だけ沈黙のあることを示す。
(.)	：ごく短い間合いがあることを示す。
::	：直前の音が伸ばされていることを示す。
–	：直前のことばが不完全なまま途切れていることを示す。
h	：呼気音や笑い声を示す。
'h	：吸気音を示す。
○○	：音が大きいことを示す。
°○○°	：音が小さいことを示す。
?	：語尾の音が上がっていることを示す。
。	：語尾の音が下がって区切りがついたことを示す。
→	：分析上，重要な箇所を示す。
【　　】	：その他，必要な注記を示す。

第 1 章
「音」の経験と看護実践の編成

1.「音」をめぐる実践へ

　何らかの病いの発症あるいは積極的な治療によって，身体が急激な変化を来す可能性のある患者たちのいのちや生活の援助を担うのが，急性期病棟の看護師たちである。それゆえこの場で働く看護師は，患者たちのさまざまな変化に関心を向ける。また，それは 24 時間，途切れなく行なわれる必要があるため，看護師たちは複数人で交代をしながら実践を成り立たせている。

　本章では，患者たちのさまざまな変化を表す事柄として，患者のもとで生じた

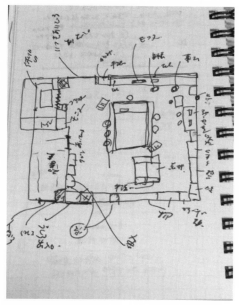

写真 1　ナースステーション（フィールドノートより）

り彼らが訴えたりする「音」をめぐる実践に注目し，それがいかに編成されているのかを記述したい。

　ここではまず，急性期病棟で耳にする音について紹介しよう。病棟の管理室とも呼ばれるナースステーション（写真1）に入ると，看護師たちが相談をしたり物品を準備したりしている声や物音が，あちらこちらから響いてくる。そこに，クラークや医師たちの声も重ねられ，さらにその背景では，重症者の心電図モニターの心拍音がピッピッピッと音を立てている。複数の患者に心電図モニターが使用されているときには，リズムと速さが違う心拍音が重なって響く。しばらくするとこれが気にならなくなるのだが，それは，調査者として病棟に入っている私たちの関心が，モニターのアラーム音などに引き寄せられ始めるためであろう。心拍の速さとリズムの乱れが閾値を超えると，それを知らせるアラーム音が響く。それと同時に，何人かの看護師がモニターに視線を向ける。私たちも，知らぬ間に彼らのその視線を追うようになり，それとともに，アラーム音が際立って聞こえるようになる。ここに，病棟の外からかかってくる電話の音，廊下を行き交う人たちの声も重なり，益々，音が溢れた状態になる。それでも，モニターのアラーム音のように，注意を向けるべき音は他の音を押しのけて浮かび上がる。点滴のアラーム音などもそうである。

　このモニターのアラーム音は，重篤な状態にある患者のケアを担う看護師にとって重要な情報とされている。たとえば，「モニターを介した間接的情報から異常を早期発見するための基礎知識」は，集中治療室（以下，ICU）の初心者の看護師に求められる最も重要度が高い知識として挙げられている（今井・宮腰・高瀬 2013）。そのためであろう，ICU の看護師たちは，経験年数が何年になってもアラーム音やモニター音に関心を寄せ続けており，これらは，ある意味を持って彼らに捉えられ，臨床判断に大きな影響を及ぼしているのである（原・林 2015）。アラーム音などの音は，看護師たちにおいて，複数の意味を伴った情報として聞こえるのである。

　他方で，音はその特徴の通り，同じ場所にいる入院患者やその関係者にも聞こえている。ある患者のもとで鳴り響くアラーム音は，他の患者にとっては療養生活を不快なものとしたり，睡眠障害や不安症状の原因になったりするのである（Pisani, et al. 2015）。それは，患者に限ったことではない。医療アラーム音は，医療者の感覚を麻痺させる Alarm Fatigue を引き起こしかねない問題としても指摘されている（Graham & Monitor 2010）。彼らが即座に音に応答するのは，もちろん患者のいのちや何らかのトラブルを推測させられるためであるが，長時間に

わたって音が鳴り響かないことに配慮した行為でもあるだろう。

　こうした状況において，すべてをそのつど識別することが現実的ではないような音の響きの中で，看護師たちは必要な音を聞き分けて，その意味に向かって即座に応答していく。それゆえ，音をめぐる実践の探究は，音がそれとして意味を帯びて浮かび上がる，その生成がいかに編成されているのかを問うことでもある。

　加えて，本章では，この意味の発生にも注目するため，フランスの現象学者である M. メルロ＝ポンティの思想を手がかりにする。メルロ＝ポンティの思想は，ある経験の現われが，はっきり自覚される以前からいかに生起するのかを問うのに多くの手がかりを与えてくれる。

2．注意の引継ぎ

　それでは，実際の実践を見ていこう。本章では，日勤帯のチームリーダー［15］さんに同伴した際に見て取った実践に注目する。［15］さんは，臨床経験が 6 年目となる中堅看護師である。［15］さんのチームは，調査先である呼吸器・循環器内科病棟の 1 〜 6 号室の患者を担当していた。［15］さんはリーダー業務を担いながらも，ナースステーションから最も遠い 1，2 号室の患者を担当していた。この病室の患者は，概ね日常生活が自立していた。遠方から 3，5，6 号室と続き，ナースステーションの前にある 6 号室には，重症でケアの必要度が高い患者が入っていた。［15］さんは，1，2 号室へ行くたびに，彼女のチームが担当するすべての部屋の前を通過するという状況にあった（写真 2）。

　チームメンバーは，新人看護師の［28］さん，病棟を異動して 5 ヵ月目の［27］さん，そして非常勤の［29］さんの 3 名だった。［15］さんはリーダーとして，次のようにメンバーに関心を向けていた。

（断片 1：インタビュー）

［15］：リーダーの時は，それこそ，その部屋の分担の中で，あのー，たとえば昨日だったら［28］さんが新人で，あの部屋を持っていたところで，初めてのことは何で，どのくらいで回ってこられるのかなーとか。……申し送りを聞いていて，どういう動きをするのかなっていうのをあの最後の（朝の申し送りに続いて行なう）カンファレンスで発言してもらうので，その時にちょっと聞いたりして。で，はい，で，あともう 1 人の処置（患者

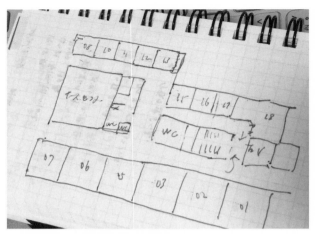

写真2　呼吸器の循環器病棟の見取り図（フィールドノートより）

の援助にかかわる看護師）は［27］さんだったので，［27］さんはもう
しっかり何でも自分でできる人なので，オーダーが出た時も，あの，お願
いしますって言えるんですけど，なのでそういう感じで，振り分けというか，振り分けるってわけでもないんですけど，調整していっています。

　この語りから，リーダーである［15］さんは，［28］さんの動きや［27］さん
の能力に関心を向けて，仕事の振り分けや調整をしていることが見て取れる。
［15］さんは，自分が担当する患者に注意を向けながらも，同時にチームメン
バーである他の看護師の動きにも関心を向けて実践を成り立たせようとしている
のである[2]。本章では，リーダーの実践に注目してこれを記述するが，［15］さん

[1]　メルロ＝ポンティの現象学は，私たちの「知覚」である「世界との素朴な接触」（1945 ＝
1967: 1）にたち帰り，それがいかに成り立っているのかを記述し「世界を見ることを学び直」
（1945 ＝ 1967: 24）すことをめざしている。たち帰るべき世界との素朴な接触は，私たちにとっ
てあまりにも自明であり，はっきり意識されていない。この，いつもすでにそこにあり，はっき
り意識されていない世界を発見するため，そこから一歩後退し，その世界に気づくことがメルロ
＝ポンティの現象学でありその方法である。本章では，既存の知識や理論，前提，先入見に気づ
き，この次元から知覚がいかに発生しているのかを分析する。また，世界との素朴な接触として
の「知覚」は，その意味で，「世界内存在」とされる。メルロ＝ポンティの世界内存在は，単に
世界の内に身を置くことを意味するのではなく，同時に世界へと働きかける両義的なあり様をし
ている。それゆえ，現象学の最も主要な収穫は，「極端な主観主義と極端な客観主義とを接合させ
たことにある」（1945 ＝ 1967: 22）とされる。本書の分析は，この精神を引き受けたものである。

が関心を向けている他の看護師たちも，互いの動き方や能力に関心を向け，情報を交換しようとしており，これが実践の編成に深く関与していた。

　それでは，［15］さんに同伴しながら見てきた実践の編成を分析していこう。

　調査者Nは，［15］さんの脇で朝の申し送りの様子を見ていた。リーダーである［15］さんは，夜勤から日勤へ，患者の状態やケア計画などが報告されるのを聞き，それから，夜勤看護師のリーダーとともにチームに関する連絡事項を確認し，師長や医師，クラークなどと，予定されている検査・治療の準備や時間の調整，入院や退院に関わる相談を行なっていた。以下は，夜勤リーダーから連絡事項を聞いている場面である。

（断片2：フィールドノート）
　夜勤リーダーが，患者Aさんの肺生検が行なわれるかどうかわからないと伝える。［15］さんが「なぜわからないのですか」と尋ねると，夜勤リーダーは「カルテに「キャンセルの可能性あり」とあったため」と応じた。［15］さんが，ナースステーションにいた医師に，「Aさん，肺生検どうなっているか知っていますか？同意書もとってないんですけど」と聞くと，その医師も「僕もわからないんですよ」と応じる。そこに，Aさんの主治医がやって来た。［15］さんが「あっ，先生，Aさんの件ですが」と言うと，主治医も「放射線科と話し合って……」と応じ，肺生検の予定について話し始めた。［15］さんは，話しながら肺生検に必要な書類やレントゲンなどを準備して，それぞれ主治医とクラークに渡す。主治医は，Aさんに検査とその同意について再度確認すると言い，患者の病室に向かった。［15］さんは，検査等の依頼伝票を確認し，検温と朝の配薬の準備をして，ナースステーションを後にした。

　ここでは，朝のリーダー同士の申し送りにおいて，［15］さんが患者Aさんの肺生検に注意を向け，それへの対応を始めている。この［15］さんの注意は，夜勤看護師が，Aさんの肺生検について申し送ったことを契機として生じており，夜勤看護師の注意がなければ成り立っていない。その注意を受けて［15］さんは，肺生検の実施が不確定であることの理由を問い返し，注意が生じた根拠を探るのである。つまり，ここで生じている［15］さんの注意は，夜勤看護師のそれ

---

[2]　Holmberg & Fagerberg（2010）が紹介する看護師のインタビューでも，看護師は情報誌に目を通しているときでさえ，他のメンバーにも情報を提供しようとして大きな声でこれを読み上げていた。

を引き継いだものとして，言い換えると，夜勤看護師の注意を含み持ったものとして成り立っている[3]。そしてその注意の生起は，主治医の注意と合流して，具体的な行為をも生み出していく。

3．アラーム音への「対処」

体温や脈拍などを確認する検温のためにナースステーションを出た［15］さんは，まず2号室に行き，点滴をしている患者Bさんのもとへ赴いた。先取りになるが，Bさんの点滴は間もなく交換される予定であった。それゆえ，残っている薬液の量もこの検温の際に確認された。次いで，1号室へ移動して，Aさんのベッドサイドへ赴く。Aさんは，夜勤看護師や主治医と肺生検の予定を確認した患者である。この日は，［15］さんが担当看護師だった。Aさんのベッドサイドには，同意書が挟まれたファイルが置かれており，それを見た［15］さんは，「先生が検査と同意書の説明をしに来たんですね」と声をかけた。Aさんも「うん，さっき先生，説明に来て」と応じ，検査を受けることを了解していた。検温をしながら［15］さんは，検査のための点滴を後で持ってくることを伝え，さらに，Aさんが訴えていた胸の痛みについて確認をした。その後，1号室の他の患者の検温を行なった。

1号室で検温を終えると，［15］さんはナースステーションに向かって歩きはじめた。その時，点滴の輸液ポンプのアラーム音[4]がどこからか聞こえてきた。

（断片3： 9：20頃のフィールドノート）
［15］さんは「あっ」と言い，その音のする部屋を探す。2号室を覗くと，ちょうどBさんがナースコールを押していた。［15］さんはその音を消しながら[5]，「Bさん，点滴のアラームが鳴りましたね。ちょっと腕を伸ばしてもらえますか」と言ってBさんの腕を伸ばす。「あっ，体温を測って腕を曲げてたからですね」と［15］さん。

ここで［15］さんは，輸液ポンプの微かなアラーム音に「あっ」と言って，そ

---

[3] 具体的な引き継ぎの編成については，西村（2014）を参照。
[4] 点滴の滴下速度を調整するポンプである。滴下が止まったり，点滴のチューブ内に空気が入り込んだりすると，アラームが鳴る。
[5] 各病室の入口の脇には，ナースコールの音を消すスイッチが設置されている。

の音の鳴っている部屋を探し始める。その応答は，点滴をしている患者Bさんが自分の手元で鳴るアラーム音を気にかけてナースコールを押すよりも早かった。この「あっ」と言いながらの応答は，ナースステーションに戻ろうとしている［15］さんの注意を，瞬時に「アラーム音」のもとで編成し直している。この再編成はいかに成り立っているのだろうか。翌日に行なった［15］さんへのインタビュー[6]も参照しながら見てみよう。

　インタビューにおいて［15］さんは，昨日はナースコールを受けるＰＨＳを持っていなかったため動きにくかったことを教えてくれた。ナースコールは，患者がスイッチを押すと部屋の前のライトが光り，同時に，ナースステーションのモニターにコールをしている患者の名前が出て，音が鳴るという仕組みになっている。これが，看護師たちが持っている全てのＰＨＳとも連動しているのである。ＰＨＳは，音ではなく，振動と画面の患者氏名でナースコールがあることを知らせる。つまり，ＰＨＳを持っていれば，どこにいても誰がコールをしているのかがその場でわかるのだ。この日はＰＨＳの数が足りず，［15］さんはこれを持たずに仕事をしていた。この状態で，［15］さんはいち早く輸液ポンプのアラーム音に応じたのである。その時の状況を，インタビューでも尋ねてみた。

　なお，インタビューの語りに登場するＮとＭは調査者の西村と前田である。

（断片４：インタビュー）

　［Ｎ］：昨日，あの廊下をたまたま通っている時に，……ま，小さな音だったんですけど，［15］さんが「あっ」と言って立ち止まって，その部屋（２号室）に行った時に，ようやく患者さんがブザーを押し始めたときで，なんか（患者さんよりも）先に反応，してて。

　［Ｍ］：すごいですね。

　［Ｎ］：音が，何かすごく，いろいろなことを感じていくきっかけにもなっている。

　［15］：そうですね。

　　（略）

　［Ｍ］：ちなみにその時は，点滴はどういう状況だったんですかね。

　［15］：何か腕を曲げちゃって，この辺（点滴が入っている前腕）に入っていたんですけど。腕を曲げちゃって，あの，閉塞で，アラームが鳴っていて，う

---

[6]　ここでのインタビューは，ある程度，質問を準備しつつも，その場の語りの流れに合わせて面接をすすめる非構造化面接法とした。

ん。で，交換，あ，もうすぐ（点滴の）交換だったんですけど，まだその
　　時は交換じゃなくて，で，音だけ止めて，（患者Bさんに）手を伸ばして
　　もらって，で，（点滴が）入っていくようにしたんです。

　［M］：患者さんも，その時は，あっ，まずいなというのがわかって，ナースコー
　　　　ルを押されるんですよね。

　［15］：そう，あのー，アラーム，モニターのじゃない，ポンプのアラームが鳴っ
　　　　ちゃうと，それが気になるみたいで，ナースコールを押してくれたので。

　［M］：なるほど，それでコールより先に音（に応じられた）（笑）。わかりまし
　　　　た。

　　ここでの［15］さんの「あっ」は，単に音が聞こえ，それを聞いて応答したと
いうだけではないようだ。朝の検温の場面を思い出してみよう。検温の際に［15］
さんは，まず患者Bさんのもとへ行き点滴を確認していた。さらに，インタ
ビューでも「もうすぐ（点滴の）交換」「まだその時は交換じゃなくて」と語っ
ている。これらの状況や語りより，［15］さんはすでに，前の勤務帯の看護師か
ら受けた申し送りにおいて点滴の交換が間近であることを引き継ぎ，それに注意
を向けていたことがわかる。言い換えると，［15］さんは点滴の交換を予期しつ
つ動いており，その交換への準備性が「もうすぐ」という言葉に現われていたと
言えるだろう。だが「もうすぐ」は「まだ」訪れていなかった。そのために，
「（アラーム）音だけ止めて」と語られた。

　　ここでもう１つ注目しておきたいことは，Bさんのもとへ行った［15］さん
が，まず「Bさん，点滴のアラームが鳴りましたね。ちょっと腕を伸ばしてもら
えますか」と依頼し，インタビューでも「何か腕を曲げちゃって」「手を伸ば
してもらって」と語っていることである。ここでの［15］さんの応答は，Bさんが
気にして押したナースコールへの応答というよりも，アラーム音への対処であ
る。ナースコールに対する応答として，しばしば見られたのは，「どうされまし
たか？」という患者の要望を聞き取る実践である。ここではBさんがアラームに
遅れてナースコールを押しているが，［15］さんはBさんのそのアラームに応じ
て要望を聞くのではなく，すぐさま起こっているトラブルを伝えそれへと対処を
しようとしている。つまり，「あっ」という言葉が発せられた瞬間に，［15］さん
はアラーム音への対処へと向かっており，その対処行為の生成とともに［15］さ
んの注意は再編成される。[7]［15］さんはコールよりも先に鳴ったアラーム音に応
じているのであり，それだからBさんにコールをした理由を問うていないのであ
る。また［15］さんは，「何の音かわかるときは動ける，のかな」と語る。つま

り，音は音として聞こえるのではなく，その意味とともにそれへの対処行為の要請をも孕んで訴えてくるのだ。

　見てきた通り，ここでのアラーム音は［15］さんが聞く対象として生じてはいない。点滴の交換という予期を地平として音が鳴る可能性への注意が生まれながらも，その生成は同時に対処行為を生み出し，それ以前のナースステーションへ帰って次の仕事をするという実践の流れを別様の実践へと再編する。つまり，アラーム音は［15］さんの関心の分節を瞬時に組み直し，Bさんの点滴の方へと向かわせるのである。

4．他の看護師よりも先にコールを取る

　アラーム音に応じることの特徴を考える上で，［15］さんが，ナースコール用のPHSを持っていなかったと語ったことにも注目したい。PHSを持っていれば，その振動で誰かがナースコールをしていることに気づき，画面を見れば呼んでいる患者名がわかる。しかし，持っていない場合，ナースコールが聞こえたとしても，廊下に出るかナースステーションに戻らないと，誰がそのコールをしているのかがわからない。［15］さんは，その状態を「動きにくい」と言う。

（断片5：インタビュー）
　［N］：あった方がやっぱり動きは？
　［15］：そうですね，なんか，ピンピンって鳴っていたときに，誰から来たのかなあというのは，……その時点でわかるので。でもあのピッチ（PHS）はちょっと反応が悪いやつといいやつがあるので，遅いやつはずっと待っていても鳴らない（笑）。それでやっと鳴ったと思ったころには，もう誰かが出てくれて，る，のはありますけど。
　［N］：ということは，ナースコールを取るっていうことについての，注意というのは，かなり感度が高いといいますか。
　［15］：そうですね，みんなそうだと思う。

　ここではまず，ナースコールが「誰から来たのか」という語りに注目したい。

---

［7］「感覚というものは，それが再編成であるがゆえに，先行した構成の沈殿物を予想する」（Merleau-Ponty 1945 = 1974: 20）

この表現からも，ナースコールは患者の方から呼びかけるようにやって来るのであり，先の点滴のアラーム音のように「対処」を内包した音なのではなく，「どうされましたか？」という応答と対になった呼びかけとして，看護師たちには響く。「みんな」の，ナースコールへの注意の感度が高いのは，呼びかけているのが担当している患者である可能性を孕んだ音であるためであろう。つまり，ナースコールの音が「誰」からの，言い換えるとどの患者からの呼びかけであるかを含むことは，それへの応答者をある程度限定するのだ。だから，「誰」からのコールであるのかを早く知ることが，応じる看護師たちにとっては重要なのである。

　さらに，ＰＨＳには反応の遅いものがあるという語りにも注目したい。反応の遅いＰＨＳは，患者からのコールを「待っていても鳴らない」と［15］さんは言う。実際にナースコールが聞こえて来ても，ＰＨＳが反応しないと誰からのコールなのかがわからない。ＰＨＳが反応するまではわずかな時間であるが，ナースコールがある看護師への呼びかけを孕んだ音であるからこそ，つまり，コールとともに応答性が潜在的に働き始めているにもかかわらずそれが実際の動きとして結実しないために，［15］さんに「待つ」という感覚が浮かび上がるのである。そして「やっと鳴った」と思ったときには，「誰か」がナースコールに出てくれてしまっている。「みんなそう（感度が高い）」なので，ちょっと出遅れるだけでもナースコールに出ることができない。つまり，ＰＨＳの反応が遅いと受け持っている患者からの自身への呼びかけに応答できないのである。

　受け持ち以外の看護師がナースコールに応じることはしばしばあることだが，次の理由からもできれば避けたいという。

（断片６：インタビュー）
［15］：あんまりナースコール，鳴らして，そこで鳴っちゃっていると，他の人が，来るのが手間になるじゃないですか。取ってくれた人が。はい，なので，なるべく早く，みんなが気づかないうちにというわけじゃないですけど，はい，みんなが取ってくれる前にとは，思いますけど。

　ここで［15］さんは，まるで自分がナースコールを「鳴らして」いるように語っている。「他の人が，来るのが手間」と語っていることからも，自分の受け持ち患者のコールを想定しているのだろう。つまり，受け持ち患者からの呼びかけとして聞こえるナースコールにすぐさま応じられず，それが鳴り響くとき，応

じるはずの看護師の方が鳴らしている感覚を経験するのである。このときその音は，担当看護師の側に帰属される。つまり，ナースコールを消して応じることが，呼びかけられている看護師において実現していないとき，もはや患者と看護師のどちらがコールをしているのかの区別がつかなくなるのである[8]。「みんなが取ってくれる」という表現は，コールが帰属していない看護師がそれを取ったこと想定して使用された言葉である[9]。

　他の看護師よりも先に受け持ち患者のコールに出ることには，別の理由もある。先に，［15］さんがリーダーとして，他の看護師の動きや能力を見積もっていた語りを紹介した。この語りにおいて［15］さんは，たとえば新人について，「どのくらいで回ってこれるか」「どういう動きをするのか」に関心を向けていた。新人看護師，異動して数ヵ月の［27］さん，6号室というケアの多い部屋を受け持っていた［29］さんたちの動きを見て取り，チーム全体の仕事を調整しているのだ。自分の患者のコールを早く取ることは，このような状況にある同じチームの他の看護師の動きや注意を妨げないようにするためでもある。

　このようにナースコールは，患者からの呼びかけとそれへの応答を含んだ響きとして看護師に経験されながら，同時に，ともに働く看護師の仕事の配分や動きの調整に関心を向けさせる。だから，［15］さんはBさんの点滴の交換に注意を向けつつ働くのであり，患者がナースコールを押す前に，つまり他の看護師が気づく前に，それに応じようとしていたのだ。

5．顔の気配が目に入る／ナースコールが鳴った覚えがない

　午前9時45分頃，退院患者をナースステーションで見送った［15］さんは，担当している患者の病室へ行こうとして「あっ，抗生剤忘れた」と独り言をつぶやいた。患者Aさんの検査用の点滴を持つのを忘れたのである。ナースステーションに戻ってこれをセットし，ふたたびAさんの病室へ赴き，名前を確認して

---

[8]　メルロ＝ポンティの言葉を借りると，これは「相互着生と絡み合いの関係」と言ってもいいだろう。応答する側は，呼びかける側に「巻きつかれ」，1つの系として呼びかけと応答を孕んだナースコールとなる（Merleau-Ponty 1964b = 1989: 181-215）。

[9]　もちろん，実際の看護場面では，受け持ち患者のコールを担当看護師が取る，という対応関係がいつも成り立っているわけではない。看護師たちは複数の患者を担当しているために，ある患者のケアに集中して手が離せないときもある。その場合は，他の看護師にそのコールをいったんまかせて，今はこのケアをしようという自覚が働く。この「まかせる」経験については，西村（2007）で分析した。

点滴を開始する。一言二言を交わした後に，[15] さんは「（点滴が）終わった
ら，教えてください」とＡさんに伝えて，他の患者の検温に回った。

　10 時 20 分頃，ナースステーションでは，[15] さんがＡさんの次の点滴を準
備している。そのとき，師長が「救急病棟に 3 人，退室可の人（救急病棟を出る
ことのできる状態になった患者）いるんだって，誰に言ったらいい？」と，そこ
にいる看護師たちに呼びかけた。[15] さんが「私」と応じ，救急病棟から患者
を受け入れる相談を受ける。この相談をしているとき，Ａさんからのナースコー
ルが鳴り，点滴がなくなったと訴えられた。「忘れてたよ」と [15] さん。師長
と話をする前まで点滴の準備をしていたのだが，相談に関心が移り，もうじき交
換だということを忘れていたようだ。あらかじめＡさんに，「（点滴が）終わった
ら，教えてください」と依頼をしておきながらも，実際にコールで教えられると
「忘れてたよ」とつぶやくのは，呼ばれる前に応じようとしていたことを物語っ
ている。

　この後，[15] さんは急いで点滴を準備して，Ａさんの病室である 1 号室に向
かう。次の場面はその途中で起こった。

（断片 7 ： 10 ： 23 のフィールドノート）

　[15] さんは 6 号室の前を通り過ぎたところで突然止まり，後戻りして 6 号室へ
入って行った。4 人部屋の奥 2 つのベッドのカーテンが閉まっており，そのカー
テンの隙間から一方の患者に声をかけ，続いてもう一方の患者のカーテンの中に入
る。（一緒に病室を見ながら歩いていたが，調査者Ｎには，[15] さんが何に気づ
いて 6 号室に入ったのかがわからなかった。微かな音（？）を聞いて応じた様子）

　このとき [15] さんは，Ａさんの点滴を交換しようとして，速足で一番遠くの
病室へと向かっており，調査者Ｎはそれに同伴していた。しかし，一緒に歩いて
いたＮにもわからないような微かな何かに，[15] さんの歩みは止められたのだ。
病室に入ってカーテンの隙間から患者に何かを尋ねていることから，[15] さん
も，明確にその何かがわかったわけではないと思われる。

　この出来事についても，翌日のインタビューで聞いてみた。

（断片 8 ： インタビュー）

　［Ｎ］：昨日，そういえば私（Ｎ）は全然気がつかなかったんですけど，お昼間近
　　　　に，……突然，6 号室の前を通ったときに，もう通り過ぎているにもかか

わらずピタッと止まって，「あれ？」と言って６号室に入って，２人ぐら
い，あの，カーテンをこう開けているのを見ていたんです。結果的にお手
洗いだったんですけど，

［15］：はい。

　［N］：私もいろいろ音を聞きながら歩いていたつもりだったんですが，なんの気
配もあのときは感じなかったんです。なぜ聞こえたのか，何かが引っか
かったのか，わからなかったんですけど，あのときのぱっと，

［15］：たぶんあのときは，患者Ｃさんが，見えた，と思うんです，あの通ったと
きに。それで，Ｃさんはおトイレのときにナースコールで呼んでくれて，
戻るときにナースコールでまた呼んでくれるんですけど，鳴った，覚えが
なかったんですよね。

　［N］：コールも鳴ってなかったんですね。

［15］：うん，コールも鳴っていなくて，カーテンから顔の気配が出ていたので，
で，それがたぶん目に入ったんだと思うんですけど，で，それで行ったら
おトイレするところだったので，ま，あの，介助しなくて大丈夫だったん
で，そのまま座ってもらって，戻ろうと思ったら，お向かいさんが声をか
けてくれたもんで，はい。そういう感じでしたね。その，だから，その一，
患者Ｃさんのことは見えていたわけではなくて，行ったらちょうど向か
いから声をかけられたという状態でした。

　［N］：ということは，歩きながらもう，すべての病室ではないにしても，ある病
室は注意して見ている，わけですかね。

［15］：そんなに注意しているとは，言え - 言えないと思うんですけど，はい，目
に入ったのぐらいですね。

　ここでまず確認しておきたいことは，［15］さんが，いつも病棟のどこかを
「そんなに注意していとは，言え - 言えない」と語っていることである。つまり，
［15］さんは，気になるいくつものことを意識的に注意しつつ動いているわけで
はなかった。ここで語られている通り，ある事柄への注意は，そのつどの状況に
よって決められているのである。この場面は，その注意がいかに編成されている
のかを示している。つまり，優先されることの再編成が起こっているのである。
　まず［15］さんは，Ａさんから点滴がなくなったとナースコールで呼ばれて，
「忘れていた」という経験をしているために，急いで１号室へ向かおうとしてい
た。また，すでに６号室を通り過ぎようとしており，この６号室を担当している
わけではなかった。ここでの「あれ？」は，そのような状況にある［15］さんの

足を止めるような出来事だったのだ。

また，「あれ？」と気づいたとき，［15］さんには「Cさんが，見えた」と言う。この語りからも，［15］さんは，何かを見ようとして部屋の中を覗いていたわけではない。1号室に向かいつつ通り過ぎようとしたときに，不意に部屋の中からCさんが見えてきた，つまり向こうからやって来るように「見えた」のだ。しかし［15］さんは，その前後に「たぶん」「思うんです」という表現を挟み断定するのを避けて語る。その言い淀みは，後に「顔の気配」と語られてもいる通り，Cさんの身体や顔を明示的に対象化して見たわけではないことを示している。Cさんの気配が「目に入ったぐらい」と言っていることからも，「顔の気配」が向こうから入ってきたような感覚をわずかに覚えたのであり，［15］さんの注意はそれに促されて生起したのだ。この注意の生成について，もう少しくわしく見てみよう。

「Cさんが，見えた」と語った［15］さんは，続けて，Cさんがトイレに行くときにナースコールで呼んでくれていたことに言及する。そして，「通ったとき」にナースコールが「鳴った，覚えがなかった」と言う。さらに，病室を「そんなに注意しているとは言え-言えないと思う」とも語る。これらの語りから，［15］さんは，あらかじめCさんのナースコールが鳴るか否かに注意を向けていたのではなく，「Cさんが，見えた」瞬間，顔の気配それ自体が，［15］さんの歩みを止めさせCさんの部屋に向かわせたのであり，Cさんへの応答が，それ以前にナースコールが「鳴った，覚えがなかった」ことに気づかせたのだ。

6．ナースコールを押してくれると思っていた

このナースコールが「鳴った，覚えがなかった」ことに気づくのは，それまでのCさんとのかかわりが関係していた。コールが鳴ってないことへの気づきについてさらに問うと，［15］さんは次のように語ってくれた。

（断片9：インタビュー）

［M］：たとえば今，そのナースコールがないっていうことに気づくというふうに言われたと思うんですけど，それはすごい，不思議なことだと思うんですけど。

［15］：ああ。

［M］：やっぱり，あるはずだという意識はどこかにあるっていうか。

［15］：あ，その人が動くときに。

　［Ｍ］：ときにっていうことですよね。

　［15］：そうですね。その人が，あ，ナースコールをしてくれるようにって，あ
　　　　　の，ずっと説明してて。それでそれを守ってくれて押してくれて移動して
　　　　　いた人だったので，押してくれるって思って，いたんですけれど。

　［Ｍ］：そしたら，それがないように，ないということがわかったというか，

　［15］：そうですね。

　［15］さんが語っている通り，Ｃさんには「ずっと」「ナースコールをしてくれ
るように」説明しており，Ｃさんはそれを「守ってくれて押してくれて」から移
動をしていた。これは，［15］さんたち看護師とＣさんが，彼女がポータブルト
イレに移動するたびに，転倒しないように繰り返してきたことである。だから
［15］さんは，Ｃさんがベッドサイドへ降りるときは，いつもコールを押してく
れると思っていた。つまり，Ｃさんの移動を援助することとナースコールが鳴る
こととは一対になり，メルロ＝ポンティの言葉を借りると「ただ一つの全体の
二契機」（Merleau Ponty 1962 ＝ 1966: 140）として成り立っていたのだ。その対
の一方のみが生じると，他方の不在，つまり音が「鳴った，覚えがなかった」こ
とが浮かび上がってくる。ここであえて「覚えがなかった」と語られるのは，動
き始めてから事後的に気づくからである。

　そうであれば，このＣさんのコールへの対応は，先のアラーム音への「対処」
にも近い。Ｃさんのコールは，「どうされましたか？」という，相手の要望を尋
ねる応答を孕む音であるよりも，すでに，排泄による移動の可能性とそれへの対
応が内包されたコールになっている。だから，気配への応答がすぐさま始動する
のである。

　このとき，［15］さんの応答は，当の［15］さんのみに帰属されるものではな
いことも断っておこう。むしろ，応答の相手であるＣさんに帰属すると言っても
いいくらいに，Ｃさんの顔の気配とともに生じる。メルロ＝ポンティは「視覚
は身体に起こることを「機縁として」生まれるのだ。視覚は身体によって「うな
がされ」て思考するのである」（Merleau Ponty 1962 ＝ 1966: 278）と記述する。
そうであれば，Ｃさんの気配は［15］さんの応答性とともに生まれ，それが知覚
されることとともにＣさんが気にかけられるのである。応答性という「身体に起
こること」こそが，音がそれとして意味を持つことを可能にしていると言えるか
もしれない。

7. 音の経験と看護実践の編成

　本章では，看護師たちの経験に，音やその不在がいかに浮かび上がっているのかに注目しつつ，そこで起こっている看護実践の編成を記述してきた。これらの実践の記述によって示されたのは，看護師たちに聞こえているナースコールやアラーム音などの1つひとつを，独立した音として識別して知覚し，それに応じているわけではないことである。

　たとえば，輸液ポンプのアラーム音への対処においても，朝の申し送りですでに夜勤看護師から点滴の交換が間際であることが引き継がれており，担当看護師はそれを予期して動いていた。また，この患者の担当であること自体が，その人からの呼びかけに応じることを看護師に志向させており，他のチームメンバーよりも先にこれに応じられる準備性を作り出していた。それは同時に，他のチームメンバーの仕事の配分や動き方へも関心を向けさせることになっていた。こうした準備性や関心が素地として働き出しているからこそ，患者がナースコールを押す前に，わずかに聞こえるアラーム音に即座に応じることが実現するのである。むしろ，音が生まれること，その音への応答性は，今，するべきことを編成し，他のチームメンバーとの仕事を調整する契機として働いているといえる。

　さらに音の経験として，音が鳴った覚えがないことへの気づきという，無いことへの応答の実践についても記述した。この実践は，点滴の交換のためにその患者の病室へと急いでいるときに起こった。それが可能になったのは，看護師たちにはナースコールが鳴ることと患者のポータブルトイレへの移動を援助することが1つの出来事として習慣化されており，その一方である患者の動きのみが知覚されることが，他方のコールが鳴っていないこと，鳴った覚えのないことを浮かび上がらせていた。言い換えると，患者の顔の気配が目に入ること自体のうちに，すでに，排泄の介助をしようとする応答性（行為）が宿されていたのである。それゆえ，音が鳴った覚えがないという知覚の生起とともに，患者への応答が始動するのだ。

　先の記述より，音やそれが鳴っていないことは，他者から引き継がれた注意や応答への準備性，そのような習慣，それらを作る文脈という素地から，ある種の意味として浮かび上がっていることが見出せた。この意味の成り立ちが，さまざまな音が溢れた病棟において，看護師たちが応じるべき音を見極めることを可能にしていたといえる。そして，このように意味が浮かび上がること自体が，看護

師たちのそれへの応答性を喚起しているのである。言い換えると，知覚と行為は別個の営みでなく，1つの応答の2つの現われなのである。

　こうした意味においても，看護師は単に，1つひとつの音を知覚していたのではない。それはすでに，応じるべき意味として，応答可能性を孕んで知覚されており，またそれ自体が前の勤務者からの応答性の継承と，ともに働く看護師のそれへの関心や実践への配慮とともに成り立っていた。つまり，応答を孕む知覚は，協働の1つの現われとして実現しているのである。仮にこれを，知覚と応答を分け，その実現が個人の持つ能力へと還元されると，看護師たちにおいては，観察対象の知識の習得と対処のための技術のみが養うべき能力とされてしまう。確かに，こうした能力も重要であるが，本章でみてきたことは，その手前でいつもすでに営まれている行為的知覚を分かち持った協働である。これが見落とされることによって，申し送りやカンファレンス，相談において行なっていることを捉え損ねることになる。さらには，実践そのものの成り立ちが歪めて理解されることになる。自覚する手前ですでに営まれている実践に気づくことは，看護師たちが，自身の実践が何によって支えられているのかを知るとともに，複数人で行なう実践における，個々人の位置づけを知ることにもなるのだ。

第 2 章

「痛み」の理解はいかに実践されるか

1. 急性期病棟における「痛み」の理解にかかわる実践

　前章では，急性期病棟で働く看護師たちにおいて，「音」がいかに経験されているのかに注目して議論を進めた。音は，聴覚によって感覚される内容と言われているが，看護実践において関心が向けられるアラーム音やナースコールがいかに知覚されているのかを見てみると，これらは単に聴覚において捉えられる音なのではなく，文脈の中で，それへの応答性と対になり，意味を帯びて現われていた。また，ここでの文脈や応答性は，前に勤務をしていた看護師や同じチームの看護師たちとの協働が深く関わっており，音の意味は協働の只中で生まれていることを解明した。

　本章で注目するのは，こうした協働によって行なわれる患者の「痛み」の理解に関わる実践である。病棟の中で響く多様な音を見極め応じる実践と，1人の患者が経験する痛みの理解は，看護師たちの関心の向け方を，チームで担当する範囲から1人の際立った課題を持つ患者へと収斂させる。本章では，この収斂の先に位置づけられる患者の痛みに，複数の看護師たちがいかに関わっているのかを見ていきたい。

　調査においてはその入り口を，勤務の交代時間とすることが多かった。それは，交代時間に申し送りやカンファレンスが行なわれるため，そこに参加することで，調査者にも病棟の状況や今後の予定などの見通しがつくためである。申し送り以外にも，看護師たちは互いに幾度も声をかけ合ったり，伝言や情報交換をしたり，相談をしたりしていた。気になった患者のエピソードが語られることもあった。が，そのつどの相談によって対処できるためか，こうした場において長期にわたって1人の患者のことが話題に挙がり続けることは多くなかった。

　しかし，患者Dさんの場合は違った。毎日，要する時間こそ長くはなかったが，いろいろな報告や相談がカンファレンスやさまざまな場所で行なわれてい

た。そこで取り上げられた中心的な話題は，Dさんの訴えるがんによる痛みやしびれの理解の難しさと，それらがコントロールできていないこと，それに伴う日常生活の困難や危険性，およびそれらへの対策であった。それゆえ筆者たちもこの事象に関心を持ち，Dさんのことを看護師たちに尋ねたり，個別インタビューでも質問をしたりした。そして，看護師たちが持続的にDさんを気にかけるこの実践はいかに成り立っているのか，また，Dさんのがん性疼痛の理解やそれを取り巻く実践は，いかに行なわれているのだろうか，という問いを持つに至った。

2．患者の痛みと看護師の能力の手前で

　看護師たちが気にかける患者の「痛み」とその理解は，これまでどのように論じられてきたのだろうか。本章ではまず，医療の文脈で議論されてきたがん性疼痛に関わる内容を中心に見てみたい。

　がんの疼痛緩和については，1986年に出版された世界保健機構の「WHO方式がん疼痛治療法」（1986 = 1996）が1つの方向性を示し，わが国もその後，痛みの緩和に積極的に取り組んできた（武田 2002）。その際，原因，治療法，鎮痛剤の使用法や選択法と並んで取り上げられてきたのは，「痛みの診断（アセスメント）」である。患者の痛みの評価が的確に行なわれなければ，疼痛コントロールも難しいからであろう。調査先の病棟の看護師たちも，この評価に苦慮していた。

　痛みの評価については，たとえば稲垣ら（2006）は，「痛みは（略）個々の患者の主観的な体験であるため，これを第三者の医療従事者が理解するためには，まず患者自身が発する「痛みについての言葉による表現」を客観的に評価することが非常に重要である」（p.777）として，これに基づいて，痛みを評価する質問表（McGill Pain Questionnaire, MPQ）の訳出と日本語版の作成，有用性の検討を試みている。

　病棟でも用いられていた「痛みスケール」は，痛みの強さを患者に選んでもらって評価するものであり，Visual Analogue Scale（VAS：視覚的アナログスケール），Numeric Rating Scale（NRS：数値的評価スケール），Verbal Rating Scale（カテゴリースケール），Face Scale（フェイススケール）等々，すでに数多く報告され使用されてきた。0から10で示すNRSを使用して「痛み計」を開発したのは深谷ら（2006）である。[1]「痛み計」は，「患者が簡便な方法で随時，主観的な痛みの強さを記録できる」ことを目指しており，これを使用した効果についても報告

されている（深谷他 2007）。

　こうしたがん性疼痛の評価においては，痛みが患者の「主観的」な体験であり
その人にしかわからない，他者には測り知れないことが前提とされている。それ
ゆえ痛みは，第三者である医療者が外側から把握せねばならず，これを客観的に
評価するために，質問紙やスケール，測定機器などが開発されてきたのである。
しかし，筆者たちが関心をもった，看護師たちが特定の患者の痛みの訴えや評価
を報告したり相談したりし続けるという，つまり何日にもわたってそれに関心を
向け続ける実践は，患者の主観的な経験としての「痛み」と，関心を持ち続ける
医療者の評価とが分離された二項対立の図式において説明することは難しい。

　他方で，看護師の側の痛みの理解や援助は，いかに議論されているだろうか。
小島と菊池（2007）は，専門的な知識の不足や鎮痛剤の使用が少ないこと，痛み
の理解をゆがめる看護師の先入観や慣れ，痛み観などが，疼痛マネジメントを阻
害していることを確認したうえで，さらにがん性疼痛看護の認定看護師から見
た，一般病棟における疼痛マネジメントの阻害因子を探求している。中橋（2009）
も，がん性疼痛コントロールに関する知識・態度・看護実践について，一般病
院，大学病院，がん専門病院，緩和ケア病棟（ホスピス）を比較している。M. ベ
ルナルディら（2007）は，がん性疼痛マネジメントについて，看護師の知識と態
度を質問紙による自己評価によって調査している。

　これらの研究が探求しようとしているのは，いずれも多様な病棟に勤務する看
護師の，がん性疼痛マネジメントやコントロールの「能力」である。この能力
は，患者の状態や病棟の具体的な状況から分離されて，個々の看護師が身につけ
たものとして探究される。患者の疼痛コントロールができていない状況やその要
因を把握するには，こうした探究の成果は有効であると思われる。筆者たちが
フィールドワークにおいて出会った，看護師たちがある患者のことを気にかけて

---

[1]　「痛みスケール」については，1939 年より報告され始め，1948 年には Keele が Simple descriptive
scales を，1964 年には Bond が VAS を，1975 年には Melzack が MPQ を，1981 年には Rogers が
Face scale を報告している（Noble et al. 2005）。各スケールの説明については，国立がんセンター
中央病院薬剤部（2006）などを参照。以下に，同書 72 頁の説明をまとめておく。VAS は，「100mm
の水平な直線において，左端を「全く痛みがない」，右端を「予測される中で最も痛い」として，
患者に直線上の痛みのレベルに印を付けてもらい，その位置を 0mm からの長さで評価する方法」。
NRS は，「「0: 痛みがない」から「10: 最悪の痛み」（考えられるなかで最悪の痛み）までの 11 段
階に区切り，患者自身に痛みのレベルの数字に印を付けてもらう方法」。VRS は，「3 段階から 5
段階の痛みの強さを表す言葉を数字の順番に並べて，患者に痛みを表している番号を選択しても
らう方法」。フェイススケールは，「痛みのない状態から非常に痛みのある状態に徐々に変化した
人間の顔の表情で，痛みの程度を 5 ないし 10 段階で示したもの」「数字を付記して VRS とともに
使われることが多い」（国立がんセンター中央病院薬剤部 2006: 72）。

関心を向け続ける実践にも，患者の疼痛コントロールがうまくできていないことが含まれていた。が，そこで行なわれていた実践を個々の看護師に帰属された能力という視点のみから見て取ることは難しい。なぜなら，患者の痛みを気にかけ続けることは，複数の看護師たちの実践の文脈の中で生じてきた事柄であり，患者の痛みが主観的であることも看護師の能力も，その文脈では第一義的に問われていないためである。

　また継続的に「気にかける」ことは，相手に関心を引き寄せられていることでもあり，そうであればその看護師たちの営みは，患者の痛みと分離されてはおらず，むしろ患者の痛みの表情や訴えなどへの応答として成り立っている。それゆえ，この「たえず世界へと向かっていくことをやめない」（Merleau-Ponty 1945 = 1967: 19）看護師たちの関心や実践については，患者の痛みと看護師たちの知覚を切り離さずに，患者の苦しみに手を差しのべようとするその実践の成り立ちを探究することが求められる。これらの探究によって，看護師たちがそのつど，いかに痛みや苦しみを見て取ったり，それを理解したりしているのかを記述的に開示することが可能になるだろう。

　本章ではここまで，看護師たちの痛みを気にかける実践の特徴，つまり事象の方から与えられる視点を手がかりにして，それへとアプローチする方法論を検討してきた。この事象の方から示されるとおりに世界を見ることを学び直す態度や方法論は，第1章と同様に，メルロ゠ポンティ（1945 = 1967，1945 = 1974 他）の身体論から多くを学んだ。それゆえ本章では，メルロ゠ポンティの現象学を手がかりにして，患者Dさんを気にかけ続ける看護師たちの実践とその成り立ち[2]を紹介したい。

3．痛みを何とかしたい

　Dさんは，肺を原発とするがんを患っており，化学療法と放射線療法，がん性疼痛のコントロールのために入院している高齢の男性患者である。頚部などへの骨転移や肺の腫瘍による胸膜の浸潤もみられ（パンコースト症候群），腕や手の痛みやしびれ，脱力が日常生活を難しくさせていた。このような状態にあったため，看護師たちは鎮痛剤をうまく使って痛みをコントロールし，また「セルフケアは不足してきているので，それを補うように」して，日常生活が自立できることを目標に掲げていた。治療中に肺炎を起こし，化学療法が中止になるというトラブルも経験していたが，調査を始めた頃には，その状態は落ち着き，調子の良

いときは日に何度もナースステーションの前を通りかかったり，ラウンジにやってきたりしていた。筆者たちもＤさんと話をしたり，ベッド柵の位置を変えて欲しいなどの依頼を受けたりした。

　病棟の入院患者の中でもＤさんは，とりわけ強い疼痛を経験していた。ずいぶん痛みを我慢してから，入院をしてきたようである。だからこそ，Ｄさんのことが気にかかると語っていた看護師もいる。それを，プライマリーナースである［15］さんに聞いてみた。

（断片１：インタビュー）
［15］：Ｄさんのことは，たぶん，みんな気になるんですが
　［N］：う～ん
［15］：気になる，んだと思います。私は，受け持ちだから気になるのはそうなんですけど，たぶん，何でだろうか。(.) 何か，何とかしたいっていうのが強いんですかね。何とか，しっくりきていないんだと思うんですよ，Ｄさんについて。たぶん，その誰かが，ほかの人が，たとえば今日，気胸の人が痛いって言っていて，
　［M］：うん
［15］：ロキソニン飲んで治ったって言えば，
　［M］：うん
［15］：そうやって対処したって言って，しっくりきているんですけど，
　［M］：うんうん
［15］：Ｄさんの場合だと，痛み止め使って，このぐらいには減っているけど，また痛くなってまた使ってとかって，あの，回数が減ってきているとか増えてきているとか，
　［M］：うん

---

[2]　メルロ＝ポンティは，「事象そのものへとたち帰るとは，認識がいつもそれについて語っているあの認識以前の世界へとたち帰ること」（1945 = 1967: 4），あるいは，「世界の統一性は明白な認識作用のなかで措定されるよりもまえに，すでにつくられたものとして，あるいはすでに在るものとして生きられている」（1945 = 1967: 19）と記述している。本章では，この認識以前の，言い換えると自覚される手前ですでに起こっている世界との対話を記述することをめざす。そのため，たとえば，「痛み」の理解に関する科学的，理論的知見から距離をとり，看護師たちの経験それ自体へとたち帰ることを方法論的立場とする。また，「痛み」については，メルロ＝ポンティの『知覚の現象学2』の「感覚するということ」から多くのヒントを得ている。たとえば，「感覚する者と感覚されるものとは二つの外的な項のようにたがいに面と向かい合っているのではない」（1945 = 1974: 19）という記述は，感覚する者／感覚されるものという二項対立図式が私たちの先入見になっている可能性を指摘している。

［15］：そういうのが，(.) 毎日変わっていたりもするし，(.) 気になる，んで
　　　　しょうね。

　［M］：なるほどね。

［15］：だから申し送りで，送られるし，

　［M］：うん

［15］：送るし，という状況だと思います。あ，そうですね，送るのは，また自分
　　　　もそうやって注意してほしいからというのもあると思うんですけど，そこ
　　　　に。

　［15］さんは，「みんな気になる」「気になる，んだと思います」と言い，プラ
イマリーである自分も含めた看護師皆がDさんを気にかけている状況を語るが，
「たぶん」と言い淀みつつ，それがなぜなのかを自問して言葉に詰まる。その自
らの問いに応じるように発せられたのは，「何か，何とかしたい」という，Dさ
んの状態に応じようとする言葉であった。この「何とかしたい」は強く経験され
ていたと言うが，断定は避けて語られた。

　ここでは，なぜDさんのことが「気になるのか」を一緒に探っていたのだが，
「受け持ちだから気になる」という［15］さんの言葉を除いては，その理由は明
確には語られていない。つまり［15］さんは，明らかな理由があってDさんのこと
とを気にする，という順序でこれを語ってはいないのだ。Dさんと接することに
おいて，まずは「気になる」のであり，「何とかしたい」とも語られているとお
り，理由や患者の状態の判断に先立ってそれに応じようとする行為的な感覚が生
まれている。そして，その先取りして経験していることを手繰り寄せつつ語る中
で，ここでは「しっくりきていない」Dさんの状態が紹介される。

　その状態は，他の患者と比較されながら示される。他の患者の場合は，痛みが
訴えられると，それに対して鎮痛剤を内服してもらって治まる，というパターン
で「対処」できて「しっくりきている」。けれども「Dさんの場合」は，痛み止
めで一旦痛みが軽減してもそれが持続せず，痛み止めを使用する回数も「毎日」
増減して定まらない。つまり，Dさんの痛みに対しては，そのつどの訴えに応じ
てはいるものの，痛みが「対処」できたという「流れ」の実践が成り立っていな
い。それが「気になる，んでしょうね」と［15］さんは言う。またこの「気にな
る」は，［15］さんが経験していることにも，他の看護師のことにも聞こえてく
る。それは，その後に「送られるし」「送るし」と語られていることからも，自
分も含めた皆の志向性とその伝達を言い表しているといえる。しかしさらに［15］
さんは，思い出したように「送るのは，また自分もそうやって注意してほしいか

ら」だと付け加える。気になるという志向性は，こうしてDさんに接した看護師から他の看護師に伝えられて，「注意」という実践を伝えていく中でも働いていくのだ。

この，Dさんの状態を「何とかしたい」という看護師たちの志向性がいかに成り立っているのかを，申し送りの状況を確認しながらもう少しくわしく見ていくことにする。

4．痛みの表現が難しい

Dさんの痛みが報告されたある日の申し送りである。そこで注目されたのは「痛みスケール」の数値であった。夜勤の看護師が「3時に（Dさんに）聞いたときは痛みが13」だったと申し送ると，「また（10を）越えちゃった」と日勤看護師が応じる。「また」と言われているとおり，このようなやり取りはたびたび起こっていた。

Dさんの痛みは，0（痛みなし）から10（考えられるなかで最も強い痛み）の数値を用いたNRSと，0から5のフェイススケールを用いて，本人によって評価されていた。このNRSの値が10を越えていたため，その点を強調して報告されたようだ。このようなDさんの評価にたびたび出会っていた看護師たちは，10を越える数値の訴えが気にかかっていた。また［15］さんは，このDさんの訴えについて「痛みの表現が難しい」とも言う。

その難しさは，次のような具体例を通して語られた。

（断片2：インタビュー）
［15］：あと7とか8で，同じ7でも痛み止めちょうだいって言うときもあれば，7だけど，ない，まだいいって言うときもあったりとか，うーんと，5，6，7とかでも，平気そうな顔をしているときもあれば，大変そうな顔をしているときもあったりって言って，本人が言うのと，私たちが受け止めるのが
　［M］：ああー
［15］：何となくギャップが，あー，あるときがある，って，で，いつもじゃないんですけど，あるときがあって，それで何か，でも痛みって本人にしかわからないって思うと，何か受け止め方というか，評価しにくい，ってところがありました。

Dさんは，痛みスケールの数値が同じであっても，痛み止めを求めたり求めなかったりする。つまり，痛みの程度を示しているはずの数値と痛み止めの要不要が対応関係にないのだ。さらに本人が言うその数値や薬の要不要と，看護師が「受け止める」「平気そうな」あるいは「大変そうな」「顔」とに「ギャップ」があるとも言う。がしかし，その「ギャップ」は「何となく」「あるときがある」と断っている通り，「いつもじゃない」。

　いつもではないが「ギャップ」が経験されていることは，［15］さんがDさんの痛みを，それを彼に問う前にすでに見て取っていることを物語っている。患者にたずねなくともわかってしまうことから，痛みはそれを経験する者にしかわからない主観的経験とは言えない。言い換えると，「大変そうな顔」や「平気そうな顔」というその表現は，［15］さんがDさんから直接それを「受け止め」たことを意味している。Dさんのある種の表情を知覚し，その知覚対象を「大変そう」や「平気そう」と解釈したり類推するというプロセスを経て理解しているわけではない。[3] そのDさんを見たときすでに直接経験されている「大変そうな顔」と痛みスケールを用いて本人が訴える数値とが食い違ってしまい，それが「ギャップ」として経験される。

　［15］さんは，痛みスケールを用いたときのDさんの「痛みの表現が難しい」と言っていた。それにもかかわらず，「でも痛みって本人にしかわからない」と思うと言い直し，痛みを感じる当事者の経験を尊重する。そのため，この「ギャップ」を作り出しているはずの，自分の「受け止め方」が問われ，「評価しにくい」状況に陥る。「ギャップ」の経験は，否応なく見て取っていた痛みの知覚経験と患者の示す痛みの程度との違いによって成り立っていたが，同時に，痛みをDさんという個に帰属することをも方向づけ，それだからこそ，自身の痛みの評価が問題となる。

　このように，痛みがその当事者にしかわからない私秘的な経験とされるのは，経験者であるDさんに痛みを問う以前に，［15］さんたち看護師が，その痛みをDさんの「顔」に見て取っていることを条件としていた。[4] 個々人の内面の私秘性を想定し，それをいかに受け止めたり評価したりするかがまずもって問題になるのではなく，その手前で，相手の苦痛が見て取れてしまうことがその相手の感じ方との間にギャップを生じさせ，そのときはじめてその人にしかわからないとい

---

[3]　メルロ＝ポンティも，心理作用や心的なものが「当人のみに与えられているものだ」（1962 ＝ 1966: 129）という古典心理学を退ける。

う私秘性が経験されるのだ。言い換えると，私秘性という意味での主観性は文脈の中で生じる。

　また，ギャップを感じる際に，「痛みスケール」を用いていることにも注目したい。2節において，痛みスケールは看護師の「気になる」経験を理解する手がかりにはならないことを述べたが，このスケールの数値と看護師の見方との違いが「ギャップ」を経験させていたことが重要な意味をもつ。つまり，痛みスケールの数値は，患者の痛みの程度（＝情報）としてのみ与えられるのではなく，看護師に見て取られた患者の痛みと対比されたり，その変化を確認したりする文脈の中で意味を為していた。そのことから，痛みスケールがいかに用いられているのかも見ておく必要がある。この点は，次章でくわしく議論する。

　先に述べた「顔」の見え方については，［15］さんによって次のようにも語られた。

（断片3：インタビュー）
　［M］：そういう表情の見え方というのは，［15］さん以外のナースの方たちも共
　　　　有されている，んでしょうかね。
　［15］：同じように見えているかというのは，自分の感覚でないとわからない，の
　　　　で，何とも言えないんですけど，でももう痛そうだったよっていう送りも
　　　　あるし，もうあんだけ痛そうな顔をしていたら，ちょっと大変そうだった
　　　　から（痛み止め）飲ませ- 飲んでもらった―，とかっていう感じもある
　　　　ので，表情もみんなも見ていると思います。同じくらい痛そう，って思っ
　　　　ているかは，
　［M］：はい
　［15］：ちょっとわからないですけど（笑）。
　［M］：はい，でも申し送りのときの，重要な事項の1つには，なっているんで
　　　　すね。
　［15］：はい。

　Dさんの痛みの「表情の見え方」は，他の看護師たちとも「共有されている」のか，という問いに対して［15］さんは，「同じように見えているか」という問

---

[4] 「私は他者を行動として知覚する。たとえば私は，他者の悲しみなり怒りなりを，苦しみや怒り
　　の〈内的〉経験などから何一つ借りてこなくとも，彼の振舞いや表情，手つきのうちに知覚する
　　ものだ」（Merleau-Ponty 1945 = 1974: 222）。つまり，他者の状態は，その表情から類推したり解
　　釈したりして知るのではなく，直接，それとして見て取っているのである。

いに置き換えて,「自分の感覚でないとわからない, ので, 何とも言えない」と断る。しかし [15] さんは, 看護師たちが「もう痛そうだったよ」と申し送ることもあると言い, それを根拠に「表情もみんなも見ている」と語る。つまり「痛そう」という表情の見え方は, 他の看護師に疑われたり, 修正されたりせずに, 見たその人の見方そのものとして知られるのだ。[15] さんは, 皆が同じくらい痛そうと思っているかはわからないとも言うが, その看護師たちの申し送りにおける報告は, 痛みの理解において重要な手がかりなのである。

また,「あんだけ痛そう」「大変そう」という「顔」に続いて,(痛み止めを)「飲ませ- 飲んでもらったー」という看護師の行為が語られていることにも注目したい。ここでは, その顔を見て取ることと行為との間には, 痛みの程度の評価などは挟み込まれていない。「あんだけ痛そうな」「顔」として見えること自体が, 看護師たちの行為を促しているのである。そうであれば, この「大変そう」な「痛み」は,「本人にしかわからない」私秘的なことではなく, 即座に応じられる, 他者にも開かれた感覚的経験として生起していると言えるだろう。とても強い痛みは, 本人に痛みの程度を確認するその手前で, そのような「顔」として見られ, 応じられる。

5.「痛み」と「しびれ」の区別

Dさんは「痛み」とともに「しびれ」もコントロールできずに困っていた。このしびれは, 腫瘍の神経への浸潤によって引き起こされていたようだが, そのことを [15] さんは,「先生が言ってる」ことと語り, まずその知識や情報の入手先から語り始めた。

(断片4:インタビュー)

[N]: よくうかがうんですけど, このしびれも, 腫瘍, 症状で,

[15]: から来ていると先生が言ってるんですけど。はじめはー, 何か右の方だけでるから, 左は筋肉痛とかじゃないのかなって言っていたんですけど, 整形の先生も入って診てくれてて, で, こっちも, うーん症状から来ているんじゃないかって, 病状というか, 来ているんじゃないかって言っていたので, ああ, そうなんだ, っていうくらいの認識ですけど, しびれっていうのは, 私たちははじめはわかっていなくて, 本人がしびれるって言っていたので, ああ, しびれてるんだ, という感じでした。私たちはという

か，みんなはわかっていたかもしれないんですけど（笑），私は痛いんだ
ろうなというのがあったもんですから，はい。

[N]：最近は，しびれの訴えの方が一，すごく強いような，印象は持って一うか
がっていたんですけど。

[15]：はい，そうかもしれないです。何か，あの一，痛いというよりもしびれ
ちゃってしょうがないってしびれが，あの，痛みもそうなんですけど，痛
みもあるんだけど，しびれが強いから，あの，レスキュー（頓用の痛み止
め），昨日も飲みたいと言うときもあって，それで飲んだりもしているん
ですけど。今日は，しびれはいいって言っていたんですけど。

　[15] さんは当初，Ｄさんの「しびれ」を，医師が「言っていた」「症状から来
ている」こととして把握していた。つまり，医師が「診て」「言った」こととし
て「しびれ」を知ったのだ。同様にその「しびれ」は，「本人」が「言っていた」
こととしても知られている。だから [15] さんは，それらを聞いて「ああ，そう
なんだ」「ああ，しびれてるんだ」としか認識していなかった。また，「はじめ」
の頃 [15] さんは，「しびれ」のことを「わかっていなくて」とも語った。
　ここで注目したいのは，医師や患者が「言っていた」しびれについては「わ
かっていなくて」と語られていることだ。前項で記述したＤさんの「痛み」と
は，語られ方が異なっている。[15] さんにおいて，患者の痛みがそれとして
「わかる」という感覚は，他者からの「情報」として知りえたこととは別の，相
手の顔（表情）そのものを「痛み」として見て取ること，それ自体を「何とかし
たい」と否応なく応じていこうとする行為，あるいは，大変そうだったから薬を
「飲んでもらった」という具体的な対応までをも内包する経験として成り立って
いた。言い換えると，[15] さんの表情や状態を，そのように見てしまうこと，
それへ応答（行為）してしまう自らの状態が，Ｄさんの「痛み」を知ることを可
能にしていた。[5]
　また，ここで「はじめは」と語られていることから，耐え難い痛みを訴えてい
た入院当初，動くこともままならない [15] さんは，Ｄさんの「大変そうな顔」
に直に痛みを見て取っていた。それは「しびれ」とは区別されていない，否応な
く引き寄せられる「しびれ」も含み持った痛みであったのであろう。それゆえ
[15] さんは，ここで「しびれ」を語る際にも，「痛みもあるんだけど」という言
葉を挟んでいる。が，このインタビューが行なわれた頃は，「痛みもあるんだけ
どしびれも強い」ために，そのしびれに対していかに応じるかが問われていた。
つまり，痛みがやや抑えられてきたからこそ，「痛み」と「しびれ」とを分けて

対応することが要請されてきたといえる。

　この痛みとしびれは，患者とのやり取りの中で次のように語られていた。

（断片5：調査1週目水曜日午前のフィールドノート）

　［25］：しびれはどうですか。

　［D］：こっから（右肩）ここまで（右手）ずっとしびれてるよ。

　［25］：痛み止めは効いてますか。

　［D］：痛みはいいけん。しびれは痛み止めじゃとれん。しびれでビリビリ痛い。

　［25］：温めるといいみたいです？

　［D］：そうねえ。でも，こっちのしびれは，急にビリビリくる（ん）だよ。

　ここでDさんは，「しびれ」を問われてその部位を示すが，それに対して［25］さんは，「痛み止め」の効き具合を尋ねる。この問いかけはDさんに，痛み止めの効く「痛み」と効かない「ビリビリ痛い」「しびれ」とを区別することを促している。それによって，薬によってある程度コントロールできてきた「痛み」ではない，「急にビリビリくる」「しびれ」に対して，「温める」などの方法で応じていこうとするのだ。[6]

　他方でDさんは，症状の区別を拒むこともある。そのやりとりを見てみよう。

（断片6：調査2週目金曜日午前のフィールドノート）

　［D］：……抗生剤の点滴，今日からないよね。

　［29］：は，もうなくなりましたよ。

　［D］：あれやると，体中が痛くなるよ。なくなって昨日から調子いいよ。

　［29］：今痛みはどうですか？

　［D］：ほとんどないよ。

　［29］：数字で言うとどのくらいです？

　［D］：6ぐらいかな。

　［29］：えっ。今痛みないって言いませんでした。数，顔の板，見せてもらいますよ。【スケールを取り出して見せながら】

　［D］：しびれはあるから，調子は6だ。

---

[5]　メルロ＝ポンティも「私が対象の状態を知るのは私の身体の状態を介してであり，また逆に私の身体の状態を知るのは対象の状態を介してなのであって」（1945 = 1974: 213）と記述している。

[6]　しびれの症状への対応については，抗痙攣剤などが検討されていた（インタビューより）。

［29］：痛みじゃなくてしびれ？

　［Ｄ］：そう，しびれも併せて右が５か６かな。調子はいいよ。左はしっかり握れる【ベッド柵を握ってみせる】し，昨日から痛くなくて調子いい。

　［29］：１日３回，痛み止め飲んでますよね。それから，粉薬も。あれ，痛くって飲んでますか？　しびれがあって飲んでますか？　どちらが先ですか？

　［Ｄ］：あれは効かない。気の持ちようだよ。飲んだら効くかと思って。

　［29］：気の持ちよう？

　［Ｄ］：昨日は，リニア（ック）に行く前に遅めに分けずに飲んでいった。そしたら全然痛くなかった。

　［29］：そう。

　［Ｄ］：あんま，病院来たことなかったから，看護師さんの言ってることもわからんけど。でも，いろいろ言われてやってきて改善してきたよ。それでいいんじゃない。

　［29］：少しその辺のプランも考え直しましょうか。

　［Ｄ］：さっき先生も来てくれて，だいぶよくなったなあって言ってたけど，自分で気持ちよければいいよ。

　［29］：そうですか？　今日はちょっとお薬や痛みやしびれのこと，お薬の時間についてくわしく聞いていこうと思ってるんですけど。

　［Ｄ］：ヤダー。

　［29］：痛みやしびれの傾向，見ていった方がいいんですよ。

　［Ｄ］：痛みとしびれの混合だよ。【笑いながら】

　Ｄさんは「抗生剤の点滴」をすると「体中が痛くなる」が，昨日からこれがなくなって調子がいいと言う。その流れで［29］さんが「今痛みはどうですか？」と尋ねると，Ｄさんは「ほとんどない」と応じる。ここでは，何による「痛み」を問うたのか不明瞭であるが，［29］さんはすぐさま「ない」と言い，Ｄさんの「数字で」という問いにも「６ぐらい」と応じている。これらのやり取りから，Ｄさんと［29］さんは，特定せずとも同じ「痛み」に関心を向けていることがわかる。また，ここでＤさんは，痛みがないと言ったにもかかわらずスケールの数字は「６ぐらい」と言い，このずれから，訴えられる数字は，痛みだけではなくて「しびれ」も併せて報告されていたことが判明した。そして，このときの状態をＤさんは，ベッド柵の握り具合も併せた「調子」として言い表し，「昨日から痛くなくて調子いい」と，抗生剤の点滴による「体中」の痛みもそれに含み込んでいく。それだから［29］さんは，改めて「痛み」と「しびれ」を区別し，さら

に，「痛み止め」の効き具合も，両者を区別して確認しようとするのだ。

　この区別に対してDさんは，「あれ（痛み止め）は効かない」と言い，「気の持ちようだよ」「飲んだら効くかと思って」と薬の効き具合による区別を退ける。そして，薬の飲み方を工夫したら「全然痛くなかった」と痛みの対応に言及し，「いろいろ言われてやってきて改善し」たと評価する。さらに，今は「自分で気持ちよければいい」とも言う。それに対して［29］さんが，痛みやしびれの傾向を見ようとすると，Dさんは「痛みとしびれの混合だよ」と，両者を分けられない状態であることを強調する。

　1週間前，Dさんは「痛みはいいけん，しびれは痛み止めじゃとれん。しびれでビリビリ痛い」と訴えて，「痛み」と区別して「しびれ」への対応を求めていた。それは，申し送りで伝達され，また相談などを通して看護師たちに分かち持たれてきた。それゆえ［29］さんは，まだ残る，しびれも併せた痛みスケールの「5か6」を，「痛み」と「しびれ」に分けて対応することを試みたのであろう。また，ここでは調子がいいと言うDさんであったが，入院当初は大変な強い痛みを経験しており，いまだにその痛みやしびれをうまくコントロールできているわけではない。この過去の苦痛の状況や今後の対応の必要性が，［29］さんを今のDさんの状態へと引き寄せている。

　［29］さんは，このやり取りの当日に行なわれた病棟のカンファレンスに，Dさんの「痛みとしびれ」の評価と「痛みスケール」の使い方に関する議題を提案した。その詳細は，次章に譲る。

6．痛みを分かち持つ

　看護師［25］さんも，申し送りや看護師同士の会話において，たびたびDさんのことを話題にする。［25］さんが注意を向けるのは，「すごく手が不便，不自由だから，ちょっとしたことができない」ことに対してであった。そして「そういうこととかも，やっぱり気をつけてやっていきたいなと思うので」と，Dさんを気にかける動機を語る。そのためであろうか，Dさんも，日常生活の不自由については，しばしば［25］さんに訴えたり相談したりしていた。

　次の場面は，［25］さんがDさんの検温を行なっているときの会話である。

（断片7：1週目水曜日午前のフィールドノート）
［25］：手の痛みはいいですか？

［Ｄ］：挙げてみようか。【左手を挙げて見せるが，肩のあたりまでで止まる】こ
　　　　　んくらいしか，挙がらん。右は【と言って，肩あたりまで挙げてから，さ
　　　　　らに，頭の上まで挙げる】，こっちの方が悪いのに，握力０なのに，左の
　　　　　方が挙がらんくなったよ。
　［25］：どう【と言って，右手を触ってみる】
　　［Ｄ］：今一番は，お尻が拭けないこと。
　［25］：お尻は，看護師に言ってくれれば手伝うよ。
　　［Ｄ］：それはいいけど，歯ブラシとか持てん，昨日も言ったんだけど。あんた
　　　　　にだったなあ。
　［25］：そうそう，歯ブラシやお箸なんかもだめ？
　　［Ｄ］：だって，こんなだもん。【と言って，また右手を左手で触れる。右手の力
　　　　　が全く入っていない様子。】
　［25］：なんか，手の力を助けてくれるスプーンとかあるけど，そういうの使って
　　　　　みる？
　　［Ｄ］：そうだなあ。そうしてみようかなあ。
　［25］：じゃあ，ちょっと考えてみますね。

　ここで［25］さんは「痛み」を尋ねているのだが，Ｄさんは，両手がどのくら
い挙がるかを試して見せる。が，［25］さんもそれを修正せずに応じていること
から，問われた「痛み」は，痛いという感覚のみに限定されず，その感覚に関連
する動き（手の挙がり具合）と結び付けて理解されていることがわかる。つまり
「痛み」に対する問いかけは，そのつどのＤさんの気がかり，あるいは，［25］さ
んの応じ方との関係において意味をなしていた。
　また，「左の方が挙がらんくなったよ」と言うＤさんに応じる［25］さんは，
彼の左手ではなく，「握力０」の右手に触れて「どう」とその状態を尋ねる。こ
のことから，［25］さんにとっては，左手の挙がり具合以上に右手の状態が気に
なるのであり，また右手に直に触れていることからも，その接触感覚やしびれな
どにも注意を向けているようである。そして，それだからこそＤさんは，右手が
うまく使えずに「お尻が拭けない」ことや「歯ブラシとか持てん」ことに言及す
るのだ。Ｄさん自身も，［25］さんの「歯ブラシやお箸もだめ？」という質問に，
自分の左手で右手を触って見せて「こんなんだもん」と応じる。Ｄさんが右手で
モノを持てないことを示すのに，左手で右手に触れて見せるのは，先に［25］さ
んが触れたことへの応答，つまり同じように右手に触れていたからこそ，「こん
なんだもん」と触れて示されたことが［25］さんには理解できたのかもしれな

い。ここでの右手の状態の理解は，その同じ手（右手）に，［25］さんとＤさんとが交互に触れて示し合うことを通して達成された。

さらに［25］さんは，Ｄさんと右手の状態について話を続ける。

（断片8：1週目水曜日午前のフィールドノート）

　［Ｄ］：右手に力が入らんからなあ。【と言いながら，右手の指を引っ張っていると，中指が青色に変わっているのを見つける】あれ，これどうしただ？

　［25］：青くなってますね。どっかにぶつけました？

　［Ｄ］：知らんよ。ぶってもわからんもん。

　［25］：しびれてるから，こうしてぶつかっても【自分の手をベッド柵にぶつけて見せながら】気がつかないかもねえ。【痛そうなしぐさと表情をする】

　［Ｄ］：知らんなあ。ぶつけたかもしれん。

　［Ｎ］：青くなって少し腫れてますね。

　［Ｄ］：いつぶったか。

　［25］：気がつかないうちに，こうやってぶって【再度，自分の手をベッド柵にぶつけて見せながら】，あざになったかもしれないから，ぶつからないように気をつけないと。

　Ｄさんは「右手に力が入ら」ないと語りつつ，自分の左手で右指を引っ張ったとき，中指が青色に変色しているのを見つけた。Ｄさんが「あれ，これどうしただ」と驚いて見せていること自体が，これまでそれに気づいていなかったこと，つまり内出血を起こすような指のトラブルに気づけない状態にあることを示している。しかし，［25］さんはすぐさまそれを指摘せず，「青くなってますね。どっかにぶつけました？」と問いかける。それに応じてＤさんは，「知らんよ，ぶってもわからんもん」と，右手に感覚がないことに自ら言及する。

　ここで［25］さんが，Ｄさんの右手に感覚がないことをすぐさま指摘せず，「どっかにぶつけました？」とあえて確認するのは，その感覚の経験者であるＤさんへの配慮の現われとして見て取れる。つまり，指の青い変色（内出血）やその際に経験され得る痛みはＤさんに起こった出来事であるが，それがしびれのために感じられないという状態への注意と配慮が，むしろ感覚を当事者に帰属させる。だから［25］さんは，その当事者である彼が自ら，「ぶってもわからんもん」という感覚の状態を語るのを待って，さらに，「いつぶったか」というＤさんからの質問に応じて「しびれてるから，こうしてぶつかっても気がつかないかもねえ」「こうやってぶって，あざになったかもしれない」とその原因を語るのだ。

ここで注目したいのは，[25] さんが二度も「こうしてぶつかって」と言いながら，自分の手をベッド柵にぶつけて見せていることだ。実際にぶつけて見せることで，気づかないまま起こった出来事を再演し，それを確認しているように見える。同時に，手をぶつけた [25] さん自身も痛そうなしぐさや表情をしていたことから，しびれて感覚のない手がどのくらいの衝撃を受けていたのかを，その再演をとおしてＤさんに示しているようにも見えた。それは，「知らんなあ。ぶつけたかもしれん」「いつぶったか」と言っているＤさんに，「気がつかないうちに」再び「ぶつからないように気をつけないと」と注意を喚起するためでもあったのだろう。同時に再演により，Ｄさんとその感じ得る痛みを分かち持っていたともいえる。ある振る舞いの再演は，このような意味を持ったものとして表現されるのだ。

　こうした患者の振る舞いの再演は，看護師たちによって，しばしば申し送りや伝達で用いられていた。たとえばＤさんの状態を伝える際には，「いつ頚が圧迫されるか怖い」「頚がガクッとすると危ない」と言いながら，そのガクッを実際に演じて見せていた。直に経験された患者の状態は，看護師の身体性とともにその危険性なども伴って他の看護師たちと分かち持たれていくのである。[7]

7．痛みの理解という実践

　本章は，筆者たちがフィールドワーク中に出会った，看護師たちが長期にわたって気にかけていたことを手がかりにして，実践の仕方を記述したものである。この気にかけ続けることは，患者Ｄさんのがんの痛みを「何とかしたい」という潜在的な“行為（応答）的感覚”としても語られたが，それがいかに成り立っているのかははっきりしない。これが浮かび上がってきたのは，看護師が受け止めた患者の痛みの表情と患者が痛みスケールを用いて訴える数値とに「ギャップ」が生じたとき，あるいは，あまりにも痛みが強く「大変そう」な状態に，すぐさま薬を飲んでもらうという対応がなされたときなどであった。こうした事態において，看護師たちは患者に痛みを問う前にすでに痛みを見て取っているのであり，だからこそ患者の痛みを「何とかしたい」という行為的感覚が生み出され，その応答性において「痛み」の理解が成り立っていた。しばしば痛み

---

[7]　看護師による患者の状態の再現，あるいは再演については，西村（2007）の第 7 章を参照のこと。

は，「私の身体は私に，あなたの身体はあなたに，或る体感によって把握され，認識される」[8]（Merleau-Ponty 1962 = 1966: 130），個々人の内的（私秘的）な感覚，あるいは主観的な感覚とされるが，事象の成り立ちはこれを覆す。つまり，痛みは患者の身体にのみ私秘的に起こっていることなのではなく，それに応えようとする者に分かち持たれているのである。

　このことは，しびれのために感覚がなくなっている患者の手に，青色の変化を見たときに，看護師が自身の手をベッド柵に打ちつけて，何が起こって青色になったのかを示したその行為にも見て取れる。患者自身が感じることができない痛みを，看護師が，患者に起こったであろうことの再演により，そこで生じたであろう痛みを感じて手を保護した。こうして，患者は手をぶつけたまさにそのときに経験しなかったことを，看護師の振る舞いを通して感じるのである。それは，ふたたび痛みを伴うような危険がないよう，注意を喚起する意味をも内包していた。言い換えると，看護師による患者の痛みの理解は，単に，それ自体を知ることに限定されず，痛みに応じることや痛みが発生するリスクを回避すること，痛みに制約される動きや日常生活行動などの把握を伴って実現する。

　痛みの経験が，あらかじめ個々人に帰属されていないこと，それにもかかわらず，経験者にしかわからないこととされるのは，痛みスケールの数値と看護師が患者の表情に見て取った痛みとの「ギャップ」という出来事から見て取れる。まず，痛みが患者においてのみ経験され，他者には理解が困難な感覚であるとすると，「ギャップ」という経験は生まれてこない。このギャップは，上述したとおり看護師が行為的感覚において患者の痛みに応じつつそれを見て取っていることを示していた。看護師の見て取った痛みの程度と患者本人の訴えるそれとが違っているためにギャップが生まれるのであり，そのギャップによって自らの痛みの受け止め方が問われ，だからこそ痛みが経験者本人にしかわからないこととして意味づけられるという文脈において，痛みがそれを経験する者へと帰属されるのである。

　その意味で，痛みスケールの使用法は，痛みの程度の客観的，経時的把握のためのツールに限定されていない。スケールの数値は，患者と看護師との痛みの理解にギャップがあることを気づかせたり，数値が大きくても調子がいい，「気持ちよければいい」というように，患者にとってよい状態を見出す道具となっていた。

---

[8]　もちろん，メルロ＝ポンティはこの把握，そして認識を批判的に論じている。

48

調査を行なっている筆者たちにおいては，看護師たちの振る舞い方が，痛みの経験を理解する手がかりとなっていた。たとえば，しびれのために感覚を失った患者の手に触れること，それを患者が同じように触れて見せること，さらには，痛みの感覚をも失った手がどこかにぶつかって内出血を起こす，それを看護師が自分の手をぶつけて再演して見せること。これらは，筆者たちもその場に臨み，看護師と共に患者の痛みやしびれを気にかけて，それへ応じようとする姿勢を分かち持つ中で見えてきた。メルロ＝ポンティによれば，私は「自分がただ見ているにすぎないその行為を，言わば離れた所から生き，それを私の行為とし，それを自分で行い，また理解する」（1962 = 1966: 136-137）。患者の行為を再演する看護師たちの身振りは，調査者においてもその行為を生きること，その行為に示されたことを分かち持つことを可能にしていた。この身振りを伴った経験の再演は，インタビューなどでも見られることがある（菅原 2000; 西村 2002）。が，患者に直に示す再演は，調査者もその場に居合わせて同じ志向性をもって患者の状態に応じようとしなければ見て取れない。その意味で，フィールドに身を置くことは，フィールドの人びとと同じ志向を生き，その志向を他者の表現を通して知る機会なのだ。

　見てきたとおり，痛みの理解という実践は，その実践の中に探究の視点を置き，またその実践に同伴することで探究の視点が与えられ，さらに，その実践の記述を通しても探究の視点が教えられる，そのような探究方法によって記述された。メルロ＝ポンティは，このように〈事実〉を離れず，いつもこの事象と対話をし続ける意志，そして態度を「現象学的実証主義」と呼んでいる。それは，事象の現われに徹しようとする態度なのであろう。筆者たちは看護師たちの痛みを理解する実践からもこの態度を教えられた。

第 3 章

「メンバーの測定装置」としての「痛みスケール」

1. 急性期病棟における緩和ケア

急性期病棟に勤務する看護師たちは、さまざまな実践を行なっている。その中で、本章で注目したいのは、患者の訴える「痛み」をめぐってなされている実践である。しばしば看護師たちは、病いによって苦痛を訴える患者の傍らにいて、何とかその苦痛を和らげようとしている。そのために、看護師たちは、患者の痛みを評価する必要がある。さらに、そうした痛みの評価は、記録され、複数の看護師たちによって共有されなければならない。とりわけ、緩和ケアにおけるがん疼痛のコントロールなどをめぐっては、どのように患者の痛みを評価するか、ということが重要な問題として論じられてきた。[1]そして、その議論の中で、「Visual Analogue Scale（視覚的アナログスケール）」「Numerical Rating Scale（数値的評価スケール）」「Verbal Rating Scale（カテゴリースケール）」「Face Scale（フェイススケール」といったスケールを用いて痛みを評価する方法が標準化されてきてもいる。[2]じっさいに、看護師たちは、こうしたスケールを、患者の痛みを評価する方法として用いることがあるし、評価された痛みは記録され、共有されていく。そして、こうしたスケールをどのように用いるか、といった方法論も、「緩和ケアマニュアル」のような文書の形で定式化されるとともに、勤務交代時におけるカンファレンスの場などでも、議論され、確認されることもある。本章が注目したいのは、このように複数の参加者たちが協働しながら行なっている、患者の痛みを評価し、記録し、共有するという実践である。

ここでまず、注意しておきたいのは、「痛みを評価する」というのは、それなりに特異な実践だということだ。まず何よりも、がん性疼痛などで痛みを訴える

---

[1]　がん疼痛コントロールをめぐる、日本における議論に関しては、武田（2002）などを参照。

[2]　痛みスケールについては、第2章注1を参照。

病者にとっては，痛みは，どうしようもなく感じられてしまうものであって，自ら評価するような対象ではない（Wittgenstein［1953］1958 = 1976; Hacker 1993; 前田 2008[3]）。そして，第2章で見たように，痛みに苦しむ患者を前にした看護師にとっても，正確な評価を行なうより前に，痛み自体に促されるように理解されてしまうものでものある[4]。その意味で，あえて痛みスケールなどを用いて「痛み」を「評価」の対象として扱うことは，ある特異な実践なのである。

たとえば，先にあげた「Numerical Rating Scale（数値的評価スケール）」を用いるとき，痛みを数値的に評価するために，考えられる最大の痛みを10とすると，といった仮定が導入され，それと比較して現在の痛みの数値を答える，といった実践がなされる。ここでなされているのは，現在存在しない痛みと比較して，現在の痛みの程度を答える，ということなのだから，それほど単純なことではないだろう。「一番痛いのが10だとすると」という表現方法自体が示しているように，痛みスケールの使用は，評価されるべき対象を措定し，評価のための基準を作り出すワークなのである。

緩和ケアという文脈においては，この意味での数値化され標準化された「痛みの評価」に非常に重要な位置が与えられている。ペインコントロールの方針と鎮痛薬の使用量を決定するためにも，痛みの評価は，重要な課題である。しかし，他方で，痛みの数値を過剰に繰り返して問われることが，患者にとって負担に感じられる場合も存在してしまう（西村 2007）。だから，じっさいには，痛みの評価は，それがマニュアルにもとづいてスケールを用いてなされるものであっても，単に所与の対象に所与の基準をあてはめるような評価としてなされているわけではない。むしろ，それは，一定の難しさを抱えながら折り合いをつけていくような実践においてなされているのである。

こうした難しさが際だつ場合には，痛みの評価の方法については，勤務交代時におけるカンファレンスなどにおいて，議題として提示されることがある。本章では，急性期病棟の看護師たちのカンファレンスにおいてなされた，「痛みスケール」の使い方をめぐる議論に着目したいと思う。注意しておきたいのは，「痛みスケール」についての議論は，痛みの評価という実践についての「方法論

---

[3] 「痛み」のような感覚は，三人称的に記述され評価される場合には，対象として位置づけられる。他方，一人称的には，「痛み」は，心の中の対象ではないし，痛みを訴える呻き声のような一人称的な表出は，心の状態を記述しているわけではない。「痛み」のような感覚を心の中の対象と考える考え方がはらむ問題点については，前田（2008）の2章を参照。

[4] さらに，患者の痛みの表出の理解が難しい場合をめぐって看護師が行なう実践については，西村（2001）も参照。

的な」議論であるということだ。カンファレンスという場において，こうした方法論的な議論によって，痛みの評価の難しさという問題が可視化されるとき，参加者たちは，患者本人の感覚を尊重することと，チーム医療全体としての治療方針とを調停していかなければならない。それは，どのように可能になっているのだろうか。本章では，カンファレンスの実践を記述することによって，複数の参加者たちが協働しながら行なっている，患者の痛みを評価し，記録し，共有するという実践に，展望を与えたい。

2．参加者たち自身の問題としての「痛み」の理解

　本章で記述するのは，呼吸器・循環器内科病棟において，勤務時間帯の間に行なわれたカンファレンスの場面である。日勤（半日）の看護師と中勤の看護師とが交代するさいに行なわれる昼（12:30 〜）の病棟カンファレンスにおいては，病棟の看護師が気になった患者についての議題をあげたうえで議論し，情報を共有したり，対応の仕方を確認したりといったことがなされている。本章で記述するカンファレンスにおいては，第 2 章にも登場していただいた，高齢の男性患者である D さんの痛みのコントロールについて，日勤および中勤の看護師総勢 12名が参加する中で，議論がなされている。看護師の間で，患者についての情報交換をする機会は，病棟カンファレンス以外にも，申し送りや非公式の情報交換まで含めれば多様にあり，その中で 1 人の患者の名前があがり続けることは，あまりみられない。その中で，D さんについては，毎日，いろいろな報告や相談がなされており，他の患者よりも長い時間を要していた。取り上げられる中心的な話題は，D さんの訴える「がん」による痛みやしびれを理解することが難しく，それらがコントロールできていないのではないかという問題意識，そして，そのことに伴う日常生活の困難や危険性，およびそれらへの対策であった。

　D さんは，肺に原発のあるがんを患っており，化学療法と放射線療法，がん性疼痛のコントロールのために入院している。頚部や腰部への骨転移や肺の腫瘍による神経の圧迫もみられ，腕や手の痛みやしびれ，脱力が日常生活を難しくさせ，時には転倒をすることもあった。第 2 章断片 6 （p.42）のフィールドノートで見たように，このカンファレンスの行なわれた日の朝，D さんのケアを担当した看護師（[29] さん）は，D さんの痛みやしびれを理解するにあたって，ある特徴的な経験をしている。[29] さんが，D さんに「痛みはどうですか」と聴くと，「ほとんどない」という答えがかえってくるのに，「数字で言うとどのくらい

ですか」と聴くと，「6ぐらいかな」と答えがかえってくる。そこでフェイススケールを取り出しで見せると，「しびれはあるから，調子は6だ」という返答が続く。痛みスケールの使用法に問題を感じ取った［29］さんは，この経験をきっかけとして，当日昼の病棟カンファレンスにて，問題提起を行なうことになる。本章で記述するのは，このカンファレンスにおいてなされた，Dさんの痛みやしびれの理解をめぐる議論である。このカンファレンスにおいては，痛みやしびれをどのように理解するべきか，そのために痛みスケールをどのように用いるべきか，といった議論がなされていた。

　ここで注意しておきたいのは，痛みをどのように理解するか，そのために痛みスケールをどのように用いるべきか，という問題は，研究者が理解しようとする問題である以前にこの実践に参加する参加者たち自身の問題である，ということだ。この実践に参加する参加者たちは，単に痛みスケールという方法を用いて痛みを評価するだけでなく，カンファレンスにおいて，痛みスケールをどのように用いていくべきかについての方法論的な議論も行なっている。この意味での「人びとの方法論」を，エスノメソドロジー（以下EM）は記述してきた（Lynch 2000 = 2000）。本章でも，こうした方向性にならって，「人びとの方法論」の記述を行なっていこうと思う。その際，以下の三点に留意しておきたい。

　まず，「痛み」を理解するという実践の細やかさを個人還元主義的な理論モデルへと切り詰めてしまわないようにしたい。（ウィトゲンシュタイン派とよばれることもある）EMは，それまで哲学や社会理論の文脈で論じられてきた痛みの理解をめぐる問題を，私たちの実践へと差し戻して記述してきた[5]。私たちの参加する実践においては，他人の痛みをいやおうなく理解してしまうこともあれば，理解することが難しく困ってしまうこともある。EMは，このような実践において，「痛み」という概念と「理解（できる／できない）」という概念がどのように結びつけられて用いられているか，その用法を，「痛み」をめぐってなされる実践を形作る「文法」として記述してきたのである。本章でも，このような意味での「痛み」の文法に則って編成される実践の細やかさを，記述していきたい。

　次に，「痛み」をめぐってなされる実践の中でも，「痛みスケール」を用いた「評価」という活動の位置づけを明確にしていきたい。「痛みスケール」は，単に所与の対象に所与の基準をあてはめるだけのものではなく，それが用いられる実

---

[5]　ウィトゲンシュタイン派エスノメソドロジーによる，心をめぐる概念の分析として，Coulter（1979 = 1998）；西阪（2001）；前田（2008）を参照。

践の中で与えられた適切さとともに，用いられるものである。H. サックスの言葉を用いれば，「痛みスケール」もまた，その適切さがメンバーの参加する実践に依存しているという意味において，「メンバーの測定装置（members' measurement system）」（Sacks 1988, 1992）なのである。この意味での「痛みスケール」の用法を，看護師のワークの1つとして記述していきたい。

　最後に，この「痛みスケール」の用法が，カンファレンスという場において議論されていることの意義にも，注意しておきたい。こうした方法論的な議論は，さまざまな看護師のワークと結びついている可能性がある。たとえば，病院でのカンファレンスにおける医療者のワークを記述した池谷ら（池谷・岡田・藤守 2004; Ikeya & Okada 2007）は，ケースの報告が，同時に経験の浅い医師へのトレーニングの機会を作り出していることを明らかにしている。こうした研究が示すように，病棟でのカンファレンスは，さまざまな看護師のワークを複層的に見て取ることのできる場面でありうる。本章では，これらの実践の多様さを切り詰めることのないように，痛みの文法に則ってなされる推論と，「痛みスケール」を用いた「評価」についての方法論的議論とが，ともに支え合って，カンファレンスにおける看護師の実践を成り立たせていることを示していきたい。

3．「問題」の報告

　これから示していく痛みをめぐる議論は，先にも述べたように，この日の朝，Dさんのケアを担当した看護師である [29] さんによって，カンファレンスにあげられたものである。それでは，まず，最初の問題の報告箇所である断片1をみてみよう。

（断片1：2週目金曜日のビデオ，「問題の報告」断片2に続く）
01 [29]：（前略）Dさんなんですけど ::，痛み :::: はね，あの，
02 　　　痛みスケールを使って ::，やってもらってたんですけど，
03 　　　でも今日ね，検温に行ったら痛み :: はないけ -，痛みはなくて
04 　　　調子いいよと言ったものの，　痛みは，じゃあ，量で言ったら
05 　　　どれくらいですかね　って言ったら，6って言われたんですよ。

---

[6] 「測定」という実践の EM については，Lynch（1991）; 中村（2007b）を参照。（測定や評価を含む）定式化実践に対する EM 的ワークの研究については，Garfinkel（1967）; Garfinkel & Sacks（1970）; Lynch（1993 = 2012）を参照。

06 　でね，どうも話を聞いていくと，あの ::::，痛みスケールを
07 　使っているんだけど，それは痛みだけで使っているんじゃなくて，
08 　痛みが１，しびれが５か６あるもので，トータル評価
09 　今日の調子は６　っていう調子で使っていたみたいで ::。
10 　でもね，痛みスケールとしての理解は，なかったんですよ。
11 　で，話をすると，ま，今日，今，現時点での話しかないし ::，
12 　今までのことっていうのは，あの人の，あのキャラ的に，そんなに
13 　昔のことまで振り返って自分の調子を語れるタイプじゃないんで，
14 　わかんないんだけど，今日話を聞いた感じだと，その ::，
15 　頓用の ::::，薬を使っているときにも，しびれが出てくるもんで，
16 　痛みを感じるような気がして，使っている，っていう感じの表現で，
17 　じゃあ，効いているんですかって言うと，いや，効果はないけど
18 　気の持ようだなみたいな，そういう感じの返答で ::。
19 　で，ちょっと突き詰めて聞こうかなと思って，じゃあ，
20 　そのときには痛み ::，痛みじゃなくてしびれが出てくると
21 　お薬もらってるんですかと言うと，それはもう分からない
22 　みたいな感じで，はぐらかされちゃって終わっちゃって ::，
23 　結局のところ話が，こう突き詰めて，あの，しびれだったら
24 　しびれを　何とかする薬に変えてみようかみたいに話を
25 　進めていったんだけど ::，あの，話があちこち行っちゃって
26 　いるもんで全然分からなくって，しまいには，まあ，今日は，
27 　昨日今日は調子いいからまあこれでいいや ::
28 　みたいな感じで話が終わっちゃったんだけど ::。
29 　あの ::，どうしようかな。先生が，しびれに対して，
30 　頓用の薬を使ってて ::，それでいい，いいっていうか，
31 　いいんだったらそれでいいんだけど，もしその，Ａさんが ::，
→32 　痛みっていうとき，頓用の薬を使っているときが，
→33 　もししびれなんだとしたら，しびれ :: を止める方向に焦点を
→34 　持っていったほうがいいのかなって，いうのもある。
35 　ちょっと先生とも話をしてみますけど，
36 　受け持ちさん :: にも，言ってみましたが ::。
37 　なんか，なんていうか，言いたいことがよくわからないんだけど。
38 　なので ::，あの人自身が ::，あの，痛みスケールが ::，
39 　痛みスケールとして，使えてなかったので，

40	もう一度説明はしてあるので ::, 今後検温とかで
→41	聞くときに, 痛みは, どのくらい, しびれはどのくらいって,
→42	ま, 今までも聞いてくれているのかもしれないんだけど,
→43	その辺をはっきり ::, して ::, あの ::, あの人が,
→44	かん - 感じている, こう ::, 苦痛?
→45	が何なのかという焦点を絞って,
46	聞いてもらったらいいかな :: と思ったので,
47	カンファレンスにあげさせてもらったんですが。

　ここでは, どのように問題が報告されているかを確認しよう。まず, 導入部では, 「痛みスケールを使ってやってもらってたんですけど」というふうに, 当日の朝の検温での経験が語られている。そして, 「痛みが1, しびれが5か6あるもので, トータル評価今日の調子は6」と述べられた後, 「痛みスケールとしての理解はなかった」ことが問題として定式化されている。

　続けて, 「頓用の薬を使っているとき」(15行目)が焦点化され, 「しびれが出てくるもんで, 痛みを感じるような気がして, 使っている, っていう感じの表現」(15-16行目)がなされていることが示されている。そしてふたたび「頓用の薬を使っているとき」(32行目)と繰り返されるところで, [29]さんは, 「もししびれなんだとしたら」(33行目)と, 1つの条件を設定している。そして続けて, この仮説的な表現のもとで条件づけられた主張(「しびれを止める方向に焦点を持っていったほうがいい」)が, 「いいのかなって, いうのもある」(34行目)という推測を示す表現をともなって, 主張の強さを弱める形でなされている。

　なお, ここで「しびれ」が問題とされているのは, ここで「頓用の薬」と言われているオキノームのようながん性疼痛を抑えるために用いられるオピオイド製剤が, 神経因性疼痛には効きにくい場合があるからである。そのような場合には, このカンファレンスの中でも後に言及されていることだが, ステロイド剤や抗痙攣剤などの使用が検討される[7]。そして, 「しびれを止める方向に」という先の弱められた主張は, 「先生が……いいんだったらそれでいいんだけど」「先生とも話をしてみますけど」というように, 方針の決定を医師に帰属しつつつなされていることに注意しておこう。

　さらに続けて, 「しびれを止める方向」へいたる手前の段階として, 「あの人自身が……痛みスケールとして使えてなかった」ことがもう一度確認されたうえ

で，「痛みは，どのくらい，しびれはどのくらいって」「あの人が感じている苦痛？　が何なのかという焦点を絞って」（41-45行目）聞いてもらうことが提案されている。

　この提案において用いられている「痛みはどのくらい，しびれはどのくらい」＋「あの人が感じている苦痛？」という表現は，注目にあたいする。まず，前半部分においては，痛みスケールを用いる際に分節化される「痛み」と「しびれ」が区別されつつ並置されている。そして続けて，後半部分においては，その区別を超えた総称であり，かつ分節化されるべき対象として，痛みスケールの使用よりも論理的に先行して「苦痛？」が定式化されている。この「苦痛」が「痛み」に類する言葉で理解されてしまうことが，分節化を試みることの難しさを表しているように思う。そして「こう，苦痛？」と語尾を上げながら提示された言葉の選択の仕方に，適切な言葉の探しがたさが示されているようにも思われる。いずれにせよ，ここでは，分節化以前の，分節化されるべき対象として「苦痛」が位置づけられていることを確認しておこう。

　もう1つ，この問題の報告の方法において，注目すべき点は，医師の治療方針と当人自身の感覚とが両極におかれ，その間に「痛みスケール」を用いてなされる看護師のワークが位置づけられていることである。こうした両極の設定は，これ以降，提起された問題を検討していく局面において，繰り返しなされている。たとえば，断片1の直後に続く断片2をみてみよう。

（断片2：2週目金曜日のビデオ，「問題を位置づける」断片1の続き）
01 [02]：(5.0) しびれについてはね，1週間ぐらい前に先生に言って，
02 　　　（中略）
03 [02]：なんか化学療法をやることとかを考えると ::，その ::，
04 　　　なんかこう，薬 :: の副作用とかいろいろ考えちゃって，
05 　　　ちょっと難しいケースがあって というのは，悩ま - 悩んでで，
06 　　　先生も。で ::，なんか，ステロイド？ を使おうかな :::

---

[7]　この病棟におかれている緩和ケアマニュアルにおいても，オピオイド製剤が効きにくい場合として，神経因性疼痛があげられ，その対処法としてステロイド剤や抗痙攣剤が記載されている（fieldnotes）。なお，オキノームは，オキシコドンを有効成分とする速放性のオピオイド製剤で，2006年に使用が承認された。詳細は，厚生労働省の「薬事・食品衛生審議会医薬品第一部会平成18年8月24日議事録」（http://WWW.mhlw.go.jp/shingi/2006/08/txt/s0824-3.txt）などを参照。また，法律用語としての「麻薬」と区別された，薬理学上の用語としての「オピオイド」の定義と，その使用法については，武田（2002）；国立がんセンター中央病院薬剤部（2006）などを参照。

07　　　って言ったんだけど，そのピリピリに。神経痛になれば，
08　　　ステロイドを使うにしても::，あの::，どっちにしろ
09　　　速効性はないものだから，それも神経痛がすぐになくなるとか，
10　　　そういうのは期待できないし，なんか温熱療法とかも，
11　　　聞いたんだけど，う::::んどうかな::みたいな。
12　　　ま，全部，先生としては情報は知っているんだけど，
13　　　彼にどういうのが適切なのかっていうのを，こう？
14　　　考えて考えて，やなhh-，やれてない感じ，なんか。
15 [29]：う::ん。
16 [02]：本人も何かね。(2.6) 言うことがあちこちするもんでね。
17 [29]：そう。
18 [02]：でも言うことはあれだけど，本人にしかわからないからね。

　ここで，看護師長代理である [02] さんは，[29] さんの問題提起を受けて，「しびれ」については医師に伝えてあることを示したうえで，今度は，[29] さんをはじめとした病棟の看護師たちに医師の考えを伝えている。そのうえで医師について，「先生としては」「情報は知っているんだけど」「やれてない感じ」とまとめている。ここでは，(「化学療法をやること」を中心とした) 治療方針の全体像が提示されることで，医師がしびれのことを情報として知らない (もしくは対応すべき問題だと考えていない) 可能性が否定され，同時に「わかっていても」「やれてない」ことの「理由」が述べられていると考えられる。

　そして [02] さんは，医師への言及にすぐ続けて，本人についての言及を並置している。「本人も」「言うこと」が情報の収集という観点から見て「あちこちする」。しかしただちに「でも」という逆説とともに，「言うことはあれだけど」「本人にしかわからない」という表現で，本人の「言うこと」と，本人の「わかっている」ことが区別されている。ここでは，「言うこと」が「あちこちする」としても，「本人にしかわからない」感覚を区別して考慮することがなされている。

　この断片 2 以降，問題を検討していく過程においては，医師の方針や評価と本人の主張や感覚とが，より明確に対比されている箇所も見られた。次の断片 3 をみてみよう。

(断片 3：2 週目金曜日のビデオ，「問題を位置づける」断片 4～6 に続く)
01 [02]：ケモは延期，(肺炎○○○○) のあとは，かい- 再開を。(1.6)

→02　　　　　でも先生の評価がね，ペインコントロールはまあまあ。

→03　　　　　(.) 麻痺は進行。

→04　[29]：調子はいいんですって，漠然と。

　05　[02]：ふ∷ん＝

　06　[29]：＝昨日今日＝

　07　[02]：＝まあ整形の薬も飲んでいたりとかするしね∷。分からないけど，

　08　　　　　そのさ∷，なんか，ケモ再開するかもとか言っているから，

　09　　　　　その予定とさ∷∷，それ∷，（そろそろ）聞いてみても

　10　　　　　いいんじゃない。聞いたのずいぶん前，一週間。（○○○○）

　ここでは，[02] さんによって，「ケモ＝化学療法」が延期されたこと（そして再開の予定があること）の確認に続けて，医師の評価が引用されている（02-03行目）。この引用においては，「ペインコントロール（はまあまあ）」と「麻痺（は進行）」が分離されて評価されている。そして，この引用された評価のうち前者（「ペインコントロールはまあまあ」）に対して，その対応物としての「漠然と」した「調子」の良さが，[29] さんによって並置されている（04行目）。このように見ていくと，複数の看護師たちが協働して成し遂げているワークによって，医師の方針や評価と患者本人の感覚や主張とが調停されていることがわかるだろう。

4．痛みスケールの検討

　さらに続けて，断片3の直後につづく断片4をみてみよう。断片1において仮説的になされていた主張（「しびれを止める方向」）が，もう一度繰り返された後で，「痛みスケール」の使用法をめぐる検討が開始される箇所である。

（断片4：2週目金曜日のビデオ，「痛みスケールの検討」断片3の続き）

　01　[29]：なんか，そっちが改善するんだったらね∷。

　02　　　　　その根本のしびれが改善すりゃあ痛みも感じないんだったら

　03　　　　　そこをとってあげればいいのかなと。

　04　[12]：そのさあ，【[29] の方を見る】

　05　[29]：（うん）【[12] の方を見ながら椅子を後ろに引いて

　06　　　　　[12] の視界に入るよう移動する】

07 [12]：評価はフェイススケール使ってやっている？

08 　　　　それか数字だけ聞いてる？

→09 [29]：本人はね，＝【手の甲を前にして，両手を胸の前まであげる】

→10 [12]：＝こうやって，出してる？【掌を上にして，両手を前に出す】

→11 [29]：今日はね，これっ :: ていってみせても＝

12 　　　　【掌を上にして両手を前に出す】

13 [12]：＝うんうんうんうん，で，6 とかそういう感じ。＝

→14 [29]：【両手をおろしつつ】＝そうそうそうそう。

15 　　　　ただ [，フェイススケールは，

16 [12]：　　　　[ふ :: ん。

17 [29]：痛み ::::: スケールとは，とらえてなかったんですけど。

　ここで，病院内の緩和ケア推進委員会の委員である [12] さんは，「そのさあ」と切り出したあと，評価の方法についての質問を続けていく。その質問は，「数字だけ」を聞いているのか，「フェイススケール」を用いているのかを対照化させている（07-08 行目）。それに対して，[29] さんは，手の甲を前にして，両手を胸の前まであげて，評価をどのように行なっているかの提示を開始する（09 行目）。それに対して [12] さんも，「こうやって，出してる？」と確認しながら，掌を上にして，両手を前に出し，「フェイススケール」を用いた実演に参加していく（10 行目）。続けて [29] さんも，[12] さんが行なったのと同じように両手を前に出し，「フェイススケール」の実演を協働で行なっていく（11-12 行目[8]）。そして，[12] さんの確認に区切りをつける形で，[29] さんは「そうそうそうそう」と同意を示し，両手をおろして協働でなされてきた実演を終了する。

　なお，この「そうそうそうそう」という「同意」は，ただちに「ただ」と補足されている。この補足で示されているのは，実演通りに「フェイススケール」は用いられていたが，「痛みスケール」としては理解されていなかった，ということである。つまり，「フェイススケール」が「痛みスケール」として適切に使えているかどうかをめぐって，方法についてのメタレベルでの検討（＝方法論的検討）が開始されているのである。この検討は，断片 4 の直後の断片 5 に続いていく。

---

[8]　看護師たちのあいだでは，このように何らかの動作を実際に再演して提示することは，カンファレンスの場に限らず，病棟におけるインフォーマルな情報交換の手段として，よく見られるものである。

（断片 5：2 週目金曜日のビデオ，「痛みスケールの検討」断片 3, 4 の続き）

01 [29]：(2.0) そう，い - 今までもそう :: ？　って言うと，痛みが０で，
02 　　　　しびれが６だったらトータル６っていう，そういうトータル６を，
03 　　　　フェイススケールを使って答えてる。
04 　　　　(2.0) そう，痛みスケールで＝
→05 [05]：＝別個にわけて書いているよね，あれ。
06 　　　　【自分の後ろにいる [29] の方に振り向き，記録を指さしながら】
07 [29]：うん。でもその，それ自体は ::::,
08 　　　　それなりに納得のいく結果が，そこに，
09 [05]：う :: ん
10 [29]：書いてはあるんだけど，本人に。
11 　　　　たとえばオキノームを，飲むときに ::,
12 [05]：う :: ん
13 [29]：じゃあ，どれくらいですか，10 のうちどのくらいですかと
14 　　　　たとえば漠然として聞いた場合にね，こっちは痛みとして
15 　　　　聞いているとしても，漠然と，じゃあ，1 から 10 と言ったら
16 　　　　どれくらいでしょうねと，う :: ん，6 って。それが，
17 　　　　じゃあ，痛みなのか，しびれなのかは，もう定かじゃない
18 　　　　と思う [んですよ。
→19 [05]：　　　　　[あ ::::,　この間のときもそうだったんだけど，
20 　　　　痛みとか，しびれが強いときって，なんか痛みに
21 　　　　【[29] の方をいったん振り向きつつ】とらえ [ちゃうみたいで。
22 [29]：【[05] の方へ身を乗り出しつつ】　　　　　　　　[そうそうそうそう，
23 　　　　そう言っていたんですよ。【元に戻る】
24 [05]：そう，だから，[オキノームを飲ませるんだけど ::,
25 [29]：　　　　　　　　　　[そうそうそう。
26 [05]：でもそれはすごい効くですよ本当に。
27 [29]：hhh
28 [05]：で冷静になって，今のしびれはどれくらい？　って聞くと，
29 　　　　【[29] の方を振り向きつつ】わかるんですよ。
30 [29]：ふ :: ん。
31 [05]：【前に向き直しつつ】うん。で痛いときはね，なんか，
32 　　　　どうもね :: その ::::, 何ていうのかな，痛みとしびれが :: ＝

33 [？] :＝ごっちゃになっちゃうんだ [よね
→34 [05] :　　　　　　　　　　　　[そう。わからなくて,
　35　　　　表現がなんかうまくしきれないな ::,
　36　　　　っていうのは感じたんですけど。

　ここでは,［05］さんによって「別個にわけて書いているよね」という確認が
なされている（05 行目）。ここで示されているのは, 看護師たちによる記録自体
は適切になされている, ということである。したがって, ここでの確認は,「（A
さんには）フェイススケールは痛みスケールとしては理解されていなかった」と
いう［29］さんの主張を堀り崩してしまう可能性がある。それに対し［29］さん
は,「それなりに納得のいく結果が, そこに, 書いてはある」（08-10 行目）と記
録自体は適切になされていることを認めている。そのうえで, 続けて「書いては
あるんだけど」（10 行目）述べつつ条件づけているのは,「たとえばオキノー
ムを, 飲むとき」「たとえば漠然として聞いた場合」のように,「痛みなのか, し
びれなのかは, もう定かじゃない」（17 行目）というふうに, 評価の難しい場合
があるということである。
　この評価の難しい場合があるということについて,「この間のときもそうだっ
たんだけど」と, 前の発話に重なる形で,［05］さんは, 自らの経験を語りはじ
める。「痛みとか, しびれが強い」ときは,「痛み」にとらえてしまう, という
のが, その難しい場合である。この［05］さんの語りは, いったん［29］さんの方
を向いた時点で,「そうそうそうそう, そう言っていたんですよ。」と強く同意さ
れている。ここでは, 互いに独立に接近することのできる同じ経験について, 重
ね合わせるように語ることによって, 互いの経験についての理解が承認されてい
る。
　ただしこの後も［05］さんは, 語りを続けていく。続けて語られるのは,「オ
キノーム」は「すごい効く」こと,「冷静になって, 今のしびれはどれくらい？
と聞くと」「わかる」こと,「痛いときは」「痛みとしびれが」「わからなくて」
「表現が」「うまくしきれない」といったことである。この一連の語りの中で, 注
意すべきなのは,「しびれ」について,「わかる」ときと,「表現しきれない」と
きが, 区別されて対比されていることである。つまり, この対比のもとで,「痛
み」と「しびれ」の評価が難しい場合について, 方法論的検討が, 継続されてい
るのである。

5．本人の言葉，本人のつらさ

　断片5において提示された「表現しきれない」場合は，直後に続く断片6において，より明示的にとらえ返されることになる。続けて断片6をみてみよう。

（断片6：2週目金曜日のビデオ，「痛みスケールの検討」断片3〜5の続き）

```
01 [29]：[ なんか，今日もね,
02 [02]：[ 効くならいいような気もするけれど。
03 [29]：ねえ，そうそうそうそう。
04 　　　　だから最終的に効果が得られていればいいんだけど ::,
→05 [13]：どっちかわからないもんだと思うよね ::。
06 　　　　【[12] の方を向きながら】
→07 [12]：わからないというか，わけれないよね ::::
08 [29]：痛みと :: 痛み :: が出てくると ::，ああ違う違う違う,
09 　　　　しびれが出てくると ::，痛むように感じるんだろうなって,
10 　　　　ま，それは納得なんですよ。痛い -,しびれているのに
11 　　　　痛いって感じる。それで，じゃあ，オキノームを飲んで効果が
12 　　　　得られているんだったらいいんだけど，私が聞いたときには,
→13 　　　　効かねえなっていう返事だったもので ::。
14 [12]：それは ::,飲んだ後の何分か後,
15 　　　　っていう [ 感じで（しょうか？）
16 [29]：　　　　　 [ ああ違う違う違う。あの ::
17 　　　　　　 [ 痛みコントロールについて [ 全般的な話を私がしだしたので＝
18 [12]：[ あとで ::　　　　　　　　　 [ あ :: あ :: あ :: あ ::
→19 [12]：＝それはあまりあてになんないかもし [ んないね hhhhhhhh。
20 [29]：　　　　　　　　　　　　　　　　 [ そう，わかんない
21 　　　　 [（○○○○）
22 [05]：[ 過去のこととか忘れちゃうんだよね。
23 　　　　【[12]，[13] の方をみながら】
24 [13]：[ そうですよね。う :::: ん。
25 [29]：[ 今現在の，なので痛み1でしびれ6ということについて話を
26 　　　　始めたんだけど ::::，その，で，しびれは痛みに感じて,
27 　　　　オキノームを飲んで効果があるんだったらもうそれは,
```

```
28        結果オーライっていうか::，あれなんだけど::。本人に聞いて，
29        じゃあ，しびれが先に来て，それで，じゃあ，痛みに
30        なっちゃうんですねったら，う::ん，わかんないみたいな。
31        もうそれは，今，今の状況じゃないからもちろん，わか -
→32       わからないんだけど::。その:: 本人のね，言葉もあて -,
→33       あてにならないと言ったら悪いけど，あてにならないので::，
→34       なんか指標がないんだけど。＝
35 [13]：＝頓用とか希望してくるのは，
36        やっぱコールとかで呼んでくるんですか。
37 [29]：とか，検温（に行ったとき）とか。
38 [02]：でもナースコールも押してくるよ。
→39 [13]：（○○）つらい（っていう）
40        [つらいということは言える [んだ。
41 [02]：[うん，              [うん，うん。
42 [29]：そう感じるんですって。一応。頓用が欲しいっていうのは，
43        はっきり，あるらしいですよね。
44        (2.4)
→45 [02]：でもしびれも痛みも，(.)
46        区別つかないのが正直なところ [なんだよね。
→47 [29]：                       [つらいって，
48        いうところなんでしょうね。つらいから，頓用くださいって。＝
49 [13]：＝それで，頓用のんで::，楽にならなければ，
50        またきっと言ってくる，かな？
51        言ってこないということは効いてるのかな。
52 [02]：で，その後聞くと，楽になったよ::::::って言う。
```

　冒頭部では，「効くならいい」（02 行目）「最終的に効果が得られていればいい」（04 行目）と，目標が確認されている。つまり，問題とされている「しびれ」が，ペインコントロールの対象としての「しびれ」であると確認されているわけである。そして，この直後に，「どっちかわからないもんだと思うよね」（05 行目）という確認と，それに対する「わからないというか，わけれないよね」（07 行目）という返答がなされている。これ以降，「効いているか／いないか」という区別と，「痛み／しびれ」の区別が，それぞれ相対的に独立な問題として議論されることになる。

つづく，08行目で［29］さんは，「痛みが出てくると」と言い始めたのを，自ら修復して「しびれが出てくると，痛むように感じる」と言い直している。この言い直しには，本人には「痛むように」感じられるけれども，ペインコントロールの対象としては「しびれ」であるかもしれない微妙な感覚を区別して表現しようとする試みを見てとることができる。この試みは，ふたたび「オキノームを飲んで効果が得られているんだったらいいんだけど」（11-12行目）という条件づけをともないつつなされている。この条件づけは，ただちに「私が聞いたときには，効かねえなっていう返事だった」（12-13行目）と続けられている。それに対し［12］さんは，「飲んだ後の何分か後」に聞いたのかを確認している。［29］さんが，「違う」と否定しつつ「痛みコントロールについて全般的な話を私がしだしたので」と答えると，「それはあまりあてになんないかもしんないね」（19行目）と続けている。ここ以降確認されているのは，「効かねえなっていう返事」をはじめ，時間がたってしまった「過去のこと」については，本人の言葉があてにならないことがある，ということだ。25-34行目においては，みたび「効果があるんだったらもうそれは，結果オーライ」という条件づけをともないつつ，「効いているか／いないか」の判断を保留したまま，「しびれが先に来て」「痛みになっちゃう」と，区別して表現しようとする試みが続けられている。そして，この試みにとってもまた，本人の「言葉」は，「指標」としては，「あてにならない」ということが語られているのである。

　それに対して，35行目では，本人が「頓用」を「希望してくる」方法が確認されている。その方法として，ナースコールを押して「つらい」ということを訴えてくることがある，ということが確認されているのである。「つらいということは言える」（40行目）ことが確認されて以降，「しびれも痛みも区別がつかないのが正直なところ」（45-46行目）「つらいっていうところ」（47-48行目）と繰り返される。ここでは，「しびれ」と「痛み」というふうに評価の対象として分節化される以前の，（本人によって主張可能な）本人の感覚として，「つらい」という語が用いられていることに，注目しておきたい。「つらい」という語で名指されている感覚も，他の感覚と区別可能なものであるが，分節化された「しびれ」や「痛み」と並置されることによって，分節化以前の感覚という位置が与えられているのである。

　このように位置づけられた「つらさ」を，断片1で言及されていた「あの人が感じている苦痛？」と比較してみよう。ここで重要なのは，「苦痛」や「つらさ」といった，どの語を用いるか，ということではなく，その語をどのように用いる

か，ということの方である。断片1の問題の報告の中で言及されていた「苦痛」は，評価における分節化以前に本人が感じているものであっても，あくまで分節化されるべき評価の対象として位置づけられている。それに対して，ここで述べられている「つらさ」の方は，評価における分節化以前に本人が感じているものであると同時に，評価のために分節化することが難しく，むしろ評価の文脈から逃れるものとして位置づけられている。

　そしてこの意味での「つらい」ということは，本人にもわかるし，また，かかわり合う看護師にとってもわかってしまう。第2章でも見たとおり，このDさんのプライマリーナースによれば，申し送りの中でも「痛そうだった」という報告があるだけでなく，「もうあんだけ痛そうな顔をしていたら，ちょっと大変そうだったから」という理由で頓用の薬を飲んでもらったという主旨の報告もある（第2章断片3, pp.39）。つまり，あまりにも「大変そう」なとき，厳密な評価以前にもうそのことがわかってしまい，より直接的な応対がなされることがある，ということだ。もちろん，このカンファレンスにおいても，本人の「つらさ」の訴えは，それ自体として尊重されているし，その「つらさ」には，（ナースコールに応じて頓用を用いるといった方法で）そのつど，応じられていることがうかがえる。本人の言葉が，評価のための「指標」としては「あてにならない」としても，そのことと矛盾なく，評価の手前のところで，「つらさ」への応対自体は，なされているのである。

6.「提案」の再提示

　断片6の後，少しのあいだ，多くの人の発話が重なりあうような形で議論がなされた。その過程では，頓用の薬の使っている回数などが確認されていた。その議論をへて，促された「司会」がまとめに入る箇所が，次の断片7である。

（断片7：2週目金曜日のビデオ，「提案をまとめる」）
01 [02]：どうぞ，まとめて，司会の人。
02　　　　（1.4）
03 [08]：'h 痛いのか，しびれてるのか，答えを聞いて，
04　　　　また，痛み止めが，使うときでも，また，
05　　　　痛みの程度の，評価を，していくようにお願いします。
→06 [12]：あの::，あの，ほんと痛みとしびれってわからないんですよ::。

```
07        この人の場合は，あの，タキソールの副作用でしびれとか
08        出てくるもんで，それに関しては漢方とか意外と使ったりとか
09        するんですけど，あの∷，それ以前の問題だと思うんですよ，
10        いまんとこ，ま，それは，パンコースト症候群に関連したもの
11        だと思うので，そのくわ- 区別っていうのがとれない
→12       と思うんですけど。ただあの∷，しっかりとわかるときも
→13       あるかってかんじなので∷。ただ∷あの∷，その，
14        こうこの間飲んだときはどうだったとかっていう聞き方は，
15        たぶんDさんにはわからないので。
16        なのでそのときの痛みの状態と部位とどういう性質のものか
17        っていうのをちゃんとこう記録しておいて，
18 [29]：そうそう，うん。
19 [12]：で，その後∷，オキノームを使ったときには∷，
20        その使った時の状況と，あとその∷，30分後だとか∷，
21        あの，効果が出現してだんだん効いてくる状態のときの∷，
22        状況を，痛みの，強さ，性質，部位？，確実にこう，
23        記録していくように，みんなでやっていきたいと思うんですけど。
24 [02]：記録はなんかね，すごいね，確実にできてるの。と思うの，
25        Dさんの痛みのことに関しては。で，観察項目も，
26        別にナースが混同しているわけじゃなくて∷，なんか，
27        数字で聞いているのはたしかに痛みのことだけなんだよ。
28        だから，しびれはプラスかマイナスかみたいな感じで
29        聞いてるんだけど，やっぱ何回も聞かれてると，本人も，
30        (.) ねえ hhh。
31 [?]：hhh
32 [02]：数字で，じゅ- 痛み11とか13とかいうときあるしね。
33        そう，難しいんだよ，あの，スケールのあの表が。
34 [13]：私もわかんないもん。
35 [02]：一番痛いのが10だとすると，っていうのが，ちょっと，う∷ん。
36 [13]：絶対，難しいですよね。
```

　ここでの「司会」のまとめ（03-05行目）は，断片1でみられた最初の提示を
繰り返すものである。それに対して，[12]さんは，「あの」と切り出して補足を
行なっている。この補足は，最初の提示を継承しつつも，より洗練された形での

再提示となっている。「痛みとしびれってわからないんですよ」(06 行目) という形で始められたこの補足は,「わからない」場合と対比される形で,「しっかりとわかるときもある」(12-13 行目) と続けられていく。また,その「わかるとき」においても,「この間飲んだときはどうだったか」ではなく「そのときの痛みの状態と部位とどういう性質のものか」というふうに「わかる」聞き方と「わからない」聞き方を区別し,対比している。このような対比を行なうことで,本人にとってもその区別がとれない事情を尊重しつつ,それと矛盾しない仕方で評価の方向性を提示することに成功しているのである。

　なお,これ以降,記録自体は,むしろ現時点でも「確実にできてる」(24 行目) こと,ただし,「一番痛いのが 10 だとすると」(35 行目) という聞き方をする評価スケールの使い方がそもそも難しいこと,などが確認されていく。そのうえで,チームのリーダーから医師に,こちらの考えていることを伝えて,しびれについて聞いてみること,フェイススケールの使用を徹底することと,といった方針が,再度確認されて,このDさんについての議論は終わることになる。

7. 「メンバーの測定装置」としての「痛みスケール」

　本章では,急性期病棟におけるカンファレンスの記述をとおして,複数の参加者たちが協働しながら行なっている,患者の痛みを評価し,記録し,共有するという実践に展望を与えてきた。まず,最初に確認しておくべきことは,「痛みスケール」を用いてなされる評価は,単に所与の対象に所与の基準をあてはめるような評価ではない,ということだ。むしろ,痛みスケールを用いた評価は,そもそも「一番痛いのが 10 だとすると」という表現方法自体が示しているように,評価されるべき対象を措定し,分割し,評価のための基準を作り出すワークである。その使用の適切さが,徹頭徹尾,その使用の実践に依存しているという意味において,「痛みスケール」は,「メンバーの測定装置」(Sacks 1988, 1992) なのである。

　カンファレンスにおいてなされていた「痛みスケール」についての議論は,その測定装置をどのように用いるべきか,という方法論的な議論である。冒頭では,「痛みはどのくらい,しびれはどのくらい」+「あの人が感じている苦痛？」という表現のもとで,分節化以前の,分節化されるべき対象としての「苦痛」を,「痛み」や「しびれ」として区別して評価するために,スケールを用いていくことが提案されていた。カンファレンスは,こうした方法論的な議論によっ

て，病棟に勤務する看護師たちのあいだで問題を共有していく実践として成り立っている。それだけでなく，この議論において，スケールの使用法は，医師の考えを参照しつつ，全体としての治療方針の中に位置づけられてもいた。

　そして，このカンファレンスにおいては，本人には「痛むように」感じられるけれども，ペインコントロールの対象としては「しびれ」であるかもしれない微妙な感覚を区別して表現しようとする試みは，つうじょうのスケールの使用法の確認という形式で行なわれていた。同時に，「痛み」と「しびれ」の区別が「わかる」ときと，「わからない」ときが区別され，本当に「つらくて」わからないとき，スケールが使えないようなとき，どうしていくべきか，ということも論じられていた。この「つらさ」は，評価における分節化以前に本人が感じているものであると同時に，評価のために分節化することが難しく，評価の文脈から逃れるものとして位置づけられていた。こうした議論の中で，本人の感じている「つらさ」とその訴えとが，気にかけられていることも見ることができた。カンファレンスにおける方法論的議論は，患者本人の感じている感覚への配慮を含み込むものでもあるのだ。

　急性期病棟に勤務する看護師たちが参加し，協働で行なっている，カンファレンスは，看護師たちのあいだで，共有すべき問題について議論される場であることは，間違いない。ただし，本章で見てきたように，そのカンファレンスは，同時に，チーム医療全体としての治療方針の決定と，患者本人の感覚とを調停する場面として機能していることがわかる。「痛みスケール」についての議論は，この両極のあいだで，その使用法と適切さをめぐってなされていたのである。

第 4 章

協働実践としての緩和ケア

1.「はっきりと語れる人はいない」

　本章では，第2章，第3章に引き続き，急性期病棟における緩和ケアの実践について，考えていきたい。筆者たちが，循環器・呼吸器病棟というフィールドで出会った緩和ケア委員の看護師（[12] さん）は，肺がん患者のケアをめぐって，「痛い人ではっきりと語れる人はいない」（1週目金曜のフィールドノート，[12]）という言い方をしていた。[12] さんは，インタビューにおいて，次のように答えている。

（断片1：2週目月曜のインタビュー）
[12]：わかんないんです。痛みの状況というか，もう苦しくて苦しくてしょうがないけど，どういう痛みって言われてもわかりませんっていう感じですね。で，まあ，後から考えると，楽に，少しは楽になると表現できるんですけど，本当にその真っ最中というのは，どこがどう苦しいかというのはとても言えないし，私たちも，何かそんな，どこがどういうふうに痛いのというのは聞くけど，何か追究もしないというか，できないというか，さすって治るならさするし，とにかく痛み止めを有効に使うのが一番だと思うんですけど

　「苦しくて苦しくてしょうがないとき」は，本人にも「わからない」。この言葉は，「痛み」をめぐってなされる実践の特徴を，指し示しているように思う。2章で示したように，痛みに苦しむ病者を前にした看護師は，正確な評価を行なうより前に，その人が痛くてどうしようもないのだということを，痛み自体に促さ

---

[1]　この病院では，緩和ケアの管理と向上のために，各病棟から1人ずつ委員を選出して，緩和ケア委員会が構成されていた。[12] さんは，この呼吸器・循環器病棟選出の緩和ケア委員だった。

れるように理解してしまうだろう。けれど，「どういうふうに痛いの」かを聞こうとして，うまく「追究できない」ことがある。そして，「どういう痛み」と言われても，本人にも「わからない」ことがあるのだ。痛みを訴える病者にとっては，痛みは，どうしようもなく感じられてしまうものであって，自ら評価するような対象ではない（Wittgenstein［1953］1958 = 1976; Hacker 1993; 前田 2008）。たとえ「わからない」としても痛いものは痛く，苦しいものは苦しいのである。このような状況から出発して，看護師たちは，痛みをコントロールしていくという，緩和ケアのワークを成し遂げていく。そのための方法論は，「緩和ケアマニュアル」のような文書の形でも定式化されるとともに，「緩和ケアカンファレンス」において議論がなされている。痛みのコントロールが難しい患者については，通常のカンファレンスにおいても，どのように評価やケアを行なっていくか，確認されることがある。第 2 章，第 3 章では，「痛み」と「しびれ」の区別が難しい高齢の男性患者 D さんに対してなされていた緩和ケアの実践を記述した。痛みを評価することが難しいからこそ，そのためのスケールをどのように用いていくかについて，カンファレンスにおいて議論がなされていたのである。

　もちろん，痛みのコントロールを行なうことの中心は，「痛み止めを有効に使う」ことにあるのだろう。ただ，その使用量を決定するためにも評価を行なわなければならないし，その方法をカンファレンスで確認することもある。痛みをどのように理解するか，そのうえでどのようにコントロールするか，という問題は，この実践に参加する参加者たち自身の問題であるのだ。参加者たちは，単に痛みを理解し対応するだけでなく，カンファレンスや申し送りにおいて，その理解を共有し，どのように対応していくべきかについての方法論的な議論も行なっている。このような実践の参加者たちが用いている「人びとの方法論」を，エスノメソドロジー（以下 EM）は記述してきた（Garfinkel, 1967; Lynch, 2000 = 2000）。

　こうした「人びとの方法論」に着目すると，病棟における緩和ケアは，痛みのコントロールが安定している場合でも，さまざまなワークが積み重なって初めて可能になっていることに気づかされる。まず，患者は，入院している間，（外出や外泊の機会を除いて）病棟に居続けるのに対し，看護師たちは，交代しながら勤務している以上，痛みに関する情報は，申し送りなどでも伝えられていかなければならない。そしてそもそも，投薬を行なう時間や，オピオイド鎮痛薬（麻薬）の保管方法自体が，管理されていなければならない。看護師たちは，病棟の時間の流れの中に身をおきながら，管理室（ナースステーション）において，互いの活動をともに調整しあい，準備を整え，そこからそれぞれ病室へと赴いてい

く。病室に赴いた1人の看護師が，病棟組織を代表するものとして，1人の患者と向かいあうことができるのは，そこでなされるワークが，さまざまな活動の協調のもとで，病棟の時間と空間の編成の中に位置づけられることにより，多くの参加者たちによる協働的な実践の一部となっているからである（サッチマン1994，Suchman 1997; Heath & Luff 2000）[2]。本章では，このように複数の参加者たちが，病棟の時間と空間の編成の中で協働しながら行なっている，緩和ケアという実践に，展望を与えたい。

2. 参加者たち自身の問題としての疼痛コントロール

　本章では，Eさんという，高齢の女性患者のがん性疼痛のコントロールをめぐる実践について記述する。Eさんは，肺がんによる疼痛をコントロールする目的で入院している。肺がんが骨転移しており，胸と背中をキリで刺すような強い痛みがあり，入院した当初は，非常に強い苦痛を訴えていたようである。また，最近まで，訴える痛みがどの程度かがわかりづらく，緩和ケアカンファレンスだけでなく，通常のカンファレンスにおいても，議論が重ねられてきたとのことである。現在では，比較的，コントロールがうまくいっており，落ち着いた状態である（1週目金曜日のフィールドノート，[12]）（2週目月曜日のインタビュー，[12]）。

　本章ではまず，3節において，インタビューから理解される緩和ケアの簡単な経過を提示し，「最初のころ」と「今」との前後関係において変化が報告されていることを確認する。このインタビューは，4節で見る火曜昼の「緩和ケアカンファレンス」や，5節で見る金曜朝の「申し送り」，6節で見る金曜午前中のケアの実践がすべてなされたあとに，その際に記録されたフィールドノートをもとになされた。ここでは，緩和ケア委員の[12]さんと，受け持ち看護師の[28]さんの言葉を引用する。

　4節では，火曜昼の緩和ケアカンファレンスの実践の記述を行なう。日勤（半日）の看護師と中勤の看護師とが交代するさいに行なわれる昼（12:30～）の病

---

[2]　Heath & Luff（2000）（のとくに4章）は，ロンドン地下鉄の路線管理室において，複数の参加者たちの協働（collaboration）が，具体的な活動の協調を通じて，どのように成し遂げられているか，明らかにしている。サッチマン（1994）は，航空会社のオペレーションズ・ルームでの時間・空間の編成あり方に着目し，「協調のセンター（center of coodination）」という観点から論じている。

棟カンファレンスにおいては，病棟の看護師が気になった患者についての議題を
あげたうえで議論し，情報を共有したり，対応の仕方を確認したりといったこと
がなされている。緩和ケアカンファレンスは，毎週火曜日に，通常のカンファレ
ンスにおいてあげられる議題がないことを確認したうえでなされていた。そこで
は，日勤および中勤の看護師総勢 12 名が参加する中で，E さんの痛みのコント
ロールについて議論がなされていた。この議論において，どのように「今は結構
落ち着いている状態」であることが確認されていたのか，を明らかにする。

　このカンファレンスの 3 日後，金曜日の早朝に，E さんは強い痛みを訴えた。
そのため，その痛みを抑えるために臨時に使用する頓用の鎮痛剤（レスキュー）
が用いられることになった。このことは，この日の朝（8:30 ～）になされた申
し送りにおいて報告されている。5 節では，その申し送りの実践を記述する。通
常，朝の申し送りは，全体での確認が終わった後，A チームと B チームにわか
れてなされ，それぞれのチームの夜勤のリーダーの看護師から，日勤の看護師へ
と，夜勤の時間帯の患者の様子などが伝えられる。E さんが痛みを訴えたことを，
夜勤の看護師は経験して知っているが，日勤の看護師はそうではない。どのよう
に，この「経験」が伝えられるか，明らかにしたい。

　最後に，6 節では，痛みのコントロールの実際の方法としての投薬管理がどの
ようになされているか，5 節と同日の金曜午前中に記録された，管理室での
フィールドノーツを中心に記述していく。病室に赴いて，1 人の患者に投薬を行
なうのは，1 人の看護師である。その投薬というワークを可能にするためにも，
複数の参加者たちによる協働的実践がなされている。これらの一連の活動の過程
を記述することによって，複数の参加者が協働することによって成り立つ緩和ケ
アの実践のあり方に，展望を与えていきたい。

　緩和ケアの実践を記述していくにあたって，次の 3 点に留意しておこう。第 1
に，第 3 章でも述べたことだけれども，「痛み」を理解するという実践の細やか
さを切り詰めてしまわないようにしたい。第 3 章でも看護師たちによって用いら
れていた，痛みについては「本人にしかわからない」「本人にもわからない」と
いった表現は，本章でも登場する。（ウィトゲンシュタイン派）EM 研究（Coulter
1979 = 1998; 前田 2008）は，他人の痛みの公的な理解可能性を例証してきたが，
本章の事例においてみられる「わからない」という表現は，どのような「文法」
的な位置づけで理解されるものなのだろうか。こうした問いを，「痛み」を理解
するという参加者たちの実践の細やかさに即して考えていくと，痛みの一人称的
表出をめぐる L. ウィトゲンシュタインの思考（Wittgenstein［1953］1958 =

1976）と再び出会うことになる。本章でも，「痛み」の文法に沿って編成される実践の細やかさを，記述していきたい。

　第2に，この痛みの理解をめぐる問題が，カンファレンスや申し送りという場において議論されていることの意義にも，注意しておきたい。まず，病棟の看護師たちによる申し送りについては，それが単に情報の報告だけでなく，不確実な理解を相互に更新し共有する機会になっていることが知られている（Buus 2006）。さらに，病院でのカンファレンスにおける医療者のワークを記述した池谷ら（池谷・岡田・藤守 2004; Ikeya & Okada 2007）は，ケースの報告が，同時に経験の浅い医師へのトレーニングの機会を作り出していることを明らかにしている。後で見るように，患者の痛みにどのように応じるか，という問題は，1人の看護師の経験の報告としてなされると同時に，病棟の看護師たちにとって共有されるべき知識として位置づけられ，評価が与えられていく。痛みの理解をめぐる人びとの方法論は，さまざまな看護師のワークと結びついている。これらのワークと，痛みの文法に則ってなされる議論が，どのように結びついているのかを明らかにしたい。

　第3に，痛みに対応する方法が，病棟の中での空間と時間の編成に埋め込まれていることにも，注目しておきたい[3]。とくにオピオイド鎮痛薬の投薬の管理は，その典型である。病室へと赴く看護師たちは，病棟の時間の流れの中に身をおきながら，管理室において準備を整え，患者に投薬を行なう，ということをしている。他方，管理室に残るリーダー看護師は，病室で行なっているさまざまな活動を協調させることにかかわっている側面が大きい。こうした協調がなりたっているからこそ，1人の看護師が，いわば組織の代表として病室の患者と向かい合い，投薬を行なうことができるのである。このとき管理室は，「協調のセンター」（サッチマン 1994，Suchman 1997）の役割を担っている。急性期病棟における緩和ケアは，1人の患者と1人の看護師とのあいだでなされるワークであると同時に，それを支える組織的な協働的実践であることを，明らかにしたい。

3．「今は結構落ち着いている状態」：緩和ケアの経過

　まずは，インタビューからわかる範囲で，Eさんに対する緩和ケアが実際にたどった経緯を押さえておこう。Eさんについては，火曜日に行なわれる緩和ケア

---

[3]　病棟での看護師のワークの研究については，Wakefield（1998，2002）を参照。

カンファレンスの最後に，「今は結構落ち着いている状態」（1 週目火曜日 12：30 のビデオ）と評価されていた。「今」は，というのは，それ以前は，そうではなかったからである。緩和ケア委員の ［12］ さんは，「入院時」のころのことを，次のように述べている。

（断片 2：2 週目月曜日 11：00 のインタビュー）
［12］：入院時はもう相当痛くて，もう体の位置を変えるのも大変だったのが，疼痛コントロールが取れて……胸の，胸と背中にかけての突き刺すような痛み，きりで，こう，えぐられるような痛みということでした

また，受け持ちのナース，［28］ さんは，「最初のころ」について，次のように述べている。

（断片 3：2 週目火曜日 11：00 のインタビュー）
［28］：最初のころは薬，オキシコンチン増量しても全然治まらなくて，もうとにかく痛い，痛いってつらい表情を，だからもう夜間も良眠できなくって……もうレスキューも 1 日 3,4 回使っている状態で……やっぱりパッチに変わってからは痛みがコントロールできて，レスキューも，もう何も使っていない状態で

ここでは，2 人とも，「入院時」「最初のころ」と対比して，現在はコントロールができている，という理解を共有していることがわかる。「入院時」については，「相当痛くて」「全然治まらなくて」「体の位置を変えるのも大変だった」と述べている。なお，体の位置を変えるのも難しいということは，痛みを止めるための座薬を使うことさえ難しいということでもある。夜勤の看護師として，このような痛みに直面した ［03］ さんは，「大変な夜」という表現を用いていた（2 週目金曜日 18：00 のインタビュー）。また，ここで「パッチに変わってから」と言われているのは，デュロテップパッチという貼るタイプの鎮痛薬[4]に，薬を変更して以降，ということである。

---

[4]　デュロテップパッチとは，一般名フェンタニルというオピオイド鎮痛薬のことを指している。その使用法については，国立がんセンター中央病院薬剤部（2006）などを参照。

この2人の言葉が，「入院時」から「今」までの変化の記述になっていることは見やすいと思う。では，そのように変化していく経緯において，コントロールはどのようになされて，それについての理解はどのように共有されたのだろうか。2人が共通してあげるのが，カンファレンスの存在である。

（断片4：2週目月曜日11：00のインタビュー）
[12]：はい。あの，本当につい最近までEさんが訴える痛みがどの程度なのかよくわからなくて，みんなもカンファレンスで何度も話し合って，あの，わからないなっていう感じだったんですけど，でももう本当にスケールをうかがうと，だいぶコントロールがついてきてるようで，こう，寝ているところをひょいって起き上がったりとか，動作的には楽そうに見えるんですけど，半分以上だったりとか，で，まあ，相当痛いんだろうねという話で，その中でも，まあ，動けるようになったんだねっていう話をみんなでするんですけど，本当にもう表情と行動と訴えと，それが私たちの見方で一致すれば納得いくんですけど，まあ，あくまでも私たちの見方なので，それで納得のいかない状況も本当に多くて，それはやっぱりご本人の訴え中心にして，私たちがしっかりと観察したのを，そうするためにもしっかり記録に残して，みんなで共有していこうという感じで，話し合ったりしたんですけど

（断片5：2週目火曜日11：00のインタビュー）
[28]：はい，だいたい火曜日に緩和ケアカンファレンスをやっているので，そこでEさんのことを上げさせてもらったり，最初のころはやっぱり痛みもすごくて，ちょっとあまり何か，ちょっとみんなで情報を共有したい状態だったので，毎日カンファレンス，お昼のカンファレンスで今日のEさんという感じで，部屋を持ってもらった先輩とか，あと自分が持ったら自分が何か情報を，今日の状態を言って，で係長さんとかほかの先輩から，どうしていったらいいんだろうねというアドバイスをもらったりとかして，情報共有をするようにしていました

ここから，火曜日の定例の緩和ケアカンファレンスだけでなく，「今日のEさん」という形で，毎日のようにカンファレンスで議論されていたことがわかる。「本人の訴え」を中心にしながらも，それが「表情」や「行動」の「観察」と一致していくように，情報を共有していく。なお，[28]さんが強調しているよう

に，カンファレンスにおいては，臨床経験の浅い看護師は，情報を共有することに加えて，「先輩から」「アドバイス」を受けていることもわかる。

　先に述べたような，「今は結構落ち着いている状態」へとたどり着くことができたのも，こうした経緯をへてきたからこそである。そしてもちろん，「落ち着いている状態」になってからも，コントロールを維持していくためのワークは，続けられていく。4節では，現時点での，緩和ケアカンファレンスの実践を記述することによって，「落ち着いている状態」という評価が，どのように共有されているのか，みてみよう。

4．「痛みのコントロールはできている」：緩和ケアカンファレンス

　断片6は，昼の勤務交代時の通常のカンファレンスにおいてあげられる議題がないことを確認したうえで，緩和ケアカンファレンスに移行するところである。カンファレンスの司会は，その日ごとに違う看護師がつとめるが，この日は，Eさんの受け持ち看護師でもある［28］さんが担当していた。緩和ケアカンファレンスにEさんをあげたのは［16］さんである。2人は，どの鎮痛薬を，どの程度使っているのか，を確認することから始めている。

（断片6：1週目火曜日12：30のビデオ，「カンファレンスにあげる」）
01 [28]：いらっしゃらないようなので，あと今日，火曜日，
02　　　　なので，デスカンファレンス，緩和ケアカンファレンス，
03　　　　行いたいと思います。
04 [04]：緩和ケアで，▼▼さんはいるんですけど，
05　　　　ちょっとまだできていないので，来週に，すみません。
06 [28]：はい。
07 [16]：あとデスカンファ◇◇さんはちょっと，hh また来週 hh,
08　　　　あげるのと，あとEさん（2.0）をあげたいと思うんですが，
09　　　　えっと::一応デュロテップパッチ，（2.0）°いくつだ，°
10　　　　よんてん（2.0）
11 [？]：4.2。
12 [04]：°緩和ケアカンファレンスというのは名前とかだけで
13　　　　いいの？°【小声の［04］さんに［16］さん，［27］さんが，
14　　　　体を向け近づける】

15 [28]：4.2 です．

16 [16]：4.2 で．(.)

17　　　痛みのコントロールはできていて，この前，外出も ::，（1.6）

18　　　結構，あの ::（.），12 時間，°12 時間，°10 時間ぐらいかな，

19　　　自宅の方に帰られて，ちょっと元気になったのか，

20　　　お食事もぼちぼち，は食べられるようになってきたので，

21　　　まあ，あの ::，痛みのコントロールはできているのかな，

22　　　°あ，私持ってます°【隣の［27］さんに何かわたす】

23　　　できているのかなとは思うんですけど，パッチも何か，

24　　　多いもんですからね，それに対して眠気もやっぱり

25　　　強くって，それを家族がちょっと心配しているような

26　　　感じで，まあ痛み止めもだいぶ強いもんでということで

27　　　言ってるんですけど，また，あの :: もう痛みが取れて

28　　　きているのでぼちぼち退院 :::: になる（.）のかな．

29 [28]：何かご飯がもう少し食べられれば，

30 [16]：食べれるようになったら hh

31 [28]：ちょっと転院

32 [16]：転院なの？

33 [28]：転院かも．家族の方がちょっと施設でお願いしたい

34　　　っていう希望があって，

35 [16]：あ，そうなんだ，ふ :: ん

36 [28]：ご飯が食べられれば転院かもしれないということで，

37　　　ちょっとまだ今も，ご飯，あんまり食べられていない

38　　　状況で，全身状態から見てもちょっとまだ，転院も，

39　　　難しいかな :: ていう状況なんですけど．

　このように，まず，［16］さんと［28］さんとの間で，どの鎮痛薬を，どの程度使っているのか，が確認されている．ここで言われている「デュロテップパッチ」は，一般名フェンタニルというオピオイド薬で，ここでは，おそらく「デュロテップ MT パッチ 4.2mg」のことである．［16］さんは，続けて，デュロテップパッチを 4.2mg 使っていることを，「痛みのコントロールはできていて」（17 行目）と評価している．続けて，（副作用としての）「眠気」が強いこと，「それを家族がちょっと心配している」ことを確認したうえで，「痛みが取れてきているので」「退院 :::: になる（.）のかな」という推論を提示している．　この提示さ

れた推論に対して，[28] さんは，「何かご飯がもう少し食べられれば」と，その
あとに続く言葉があると予期できるような仕方で，条件づけを行なっている。
[16] さんが，その条件づけをそのまま繰り返したことによって，[28] さんは，
その条件づけのあとに続くべき言葉が来るはずの場所を，「ちょっと転院」とう
めている。

　ただし，この言葉は，すぐに [16] さんが聞き返していることからもわかるよ
うに，最初に提示された推論と異なっている。だから，その（「退院」ではなく
「転院」の）「理由」がすぐに，続けられている。最初に挙げられたのが，「家族
の方」の「希望」である。そして，次に「転院も難しい」理由として，「全身状
態」が挙げられている。この後者の「理由」に関して，すぐに別の意見が並置さ
れることになる。

（断片7：1週目火曜日 12：30 のビデオ，「本人の言葉を引用する」）
40 [16]：[外出，してきた
41 [02]：[全身状態から見て，転院は難しいか？
42　　　　この人は別に帰ってもいいぐらいだよね，すぐ。
43　　　　別にご飯とかだって，食べれていないかもしれないけど，
44　　　　それは ::，何か分食というか，ちょこちょこ好きなもの
45　　　　とか，[置いておけば自分で食べるし。
46 [28]：　　　　　[差し入れか ::
47 [02]：うちの人がいるとさ，お孫さんとかがいるとさ，
48　　　　ご飯をちょっと食べて，ご飯っていうか，
49　　　　何か差し入れのお菓子を食べたりとかして，
50　　　　マイペースに暮らしているから，
51　　　　そんなに全身状態が悪くて転院ができないんじゃなくて，
52　　　　調整ができないからただ，転院ができないんじゃないの。
53　　　　（3.0）全身状態が悪いって書いてある？
54 [28]：全身 - 全身状態みても，って書いて（あるんですけど，）
55　　　　ま，ご飯がちょっと食べれないというところが結構，
56　　　　何か先生たちも気にされているみたいで。（4.0）確かに，
57　　　　家族の方が差し入れしてくれた，今日もお団子とか，
58　　　　二切れですけど食べていたし，この前も家族の方が持って
59　　　　きてくれたパンとか，あとカステラをちょびちょび
60　　　　食べたりしているんですけど，なのでまったく食べれて

61　　　　いないとか，そういうことではないんですけど。

62 [02]：う::ん。食欲がないっていうのとはまた違うような

63　　　　気がするけどね。あんま食べたくはないっていうか，

64　　　　眠気が勝っているのかもしれないけど。

65　　　　（3.6）

66 [04]：全身状態は，そんなに著しく落ちるんじゃなければ，

67　　　　好きなときに，もうターミナルだし好きなときに

68　　　　好きなものをっていう形じゃ，だめなんですか。

69 [02]：いや，全然いいと思いますよ。食事の制限を何もしていない

70　　　　から，別に，食べ物のことで困ることは何もない。

71 [04]：うん。それで，食事::っていう形，ご飯とおかず，

72　　　　食べなくたって，私はフルーツが今食べたいから

73　　　　フルーツにする，ケーキ，食べたいからケーキとかでも，

74　　　　とにかく，いいんじゃないのかなと思うんだけどね。

75 [28]：はい。

→76 [02]：だから別に全身状態は悪くないよ。

→77　　　　かえって入院したときよりはよっぽどいいと思う。

78　　　　痛みもないし::。

→79 [28]：痛みも，はい。

→80 [02]：今，痛みを聴いても，わかんな::いって言うじゃん，うん。

81　　　　（1.0）で::，1日2回使っていた座薬とかだって使わなくて，

82　　　　レスキューだって本当に最近はまれ::じゃない？

83　　　　使わないぐらいで。

84 [28]：はい，ずっと使ってないです。

　続く断片7で，[02]さんは，「全身状態から見て，転院は難しいか？」（41行目）と疑問をなげかけている。「XだからYなのか？」という形式を持つ，この疑問の投げかけは，次に続く異論を準備しているように見え（Coulter 1990），実際に，転院できない「理由」をめぐる異論が提示されている。そして，[02]さんは，「全身状態が悪いから」（X1）と対比しながら，「調整ができないから」（X2）という理由を述べたあと，「全身状態が悪いって書いてある？」と質問している。

　この質問に対して[28]さんは，「ご飯がちょっと食べれない」ということについて繰り返している。ただし，この繰り返しは，「まったく食べれていないと

か，そういうことではない」というふうに，最初の主張を格下げしたものに見える（54-61 行目）。ここでは「全身状態」の指標としての「食欲」についての解釈が競合しているわけである。[02] さんは「別に，食べ物のことで困ることは何もない」（70 行目）と述べたあと，「だから別に全身状態は悪くないよ」（76 行目）と評価をまとめている。

　そして，この評価のあとには，「かえって入院したときよりはよっぽどいいと思う」（77 行目）と続いている。ここでも，「入院したとき」と「今」を比較して，変化を記述するということがなされている。そして，「よっぽどいい」ということの指標として用いられているのが，「痛み」が「ない」ということなのである。もちろん「ない」というのも「まったくない」ということではなく，「かつてあったように強くはない」ということなのだろう。

　続けて，痛みが「ない」ことの例証として，「痛みを聴いても，わからないと言う」「1 日 2 回使っていた座薬を使っていない」「レスキューも最近はまれ」の3 点があげられている。ここでは，「わかんな :: い」という本人の言葉が，痛みを聴いたことへの「答え」として直接引用されている。看護師たちは，痛みについての本人の一人称的な訴えを尊重しつつケアを行なっているのだから，本人の言葉を引用することは，「痛みがない」という理解の強い支えになっているはずだ（Wittgenstein［1953］1958 = 1976; 前田 2008）。ただ先にも述べたように，「（本人にも）わからない」という言葉自体は，しばしば「苦しくてしょうがないとき」という状況と結びついて用いられることがある。このことには注意しておきたい。ここでの引用が，そうした「苦しい」状況と結びつけられて理解されていないことは，明らかだと思われるのだ。

　少し丁寧に述べてみよう。「わからないと言う」「座薬を使っていない」「レスキューもまれ」といった 3 つの点を，痛みがないことの例証資料として，並置していくことにより，痛みが抑えられてきたことが想定された「基底的なパターン」として見えてくる。この「基底的なパターン」について知られていることにもとづいて，「わからない」という本人の言葉は，だいぶ痛みが抑えられてきたことの「現れ」として，聞くことができる。同時に，そのように聞くことができるからこそ，この言葉に支えられて，痛みがないことを例証することができている。つまり，H. ガーフィンケルの言葉を用いれば，「現れ」と「基底的なパターン」が互いに互いを理解できるものに練り上げているという意味で，解釈のドキュメンタリー・メソッドが用いられているのである（Garfinkel 1967，1964 = 1989）。

このように，「わからない」という本人の言葉を引用することは，「痛みがない」という解釈を練り上げることである。それは，「全身状態が悪い」という評価を訂正することでもあり，さらに，それを理由として「転院が難しい」とする説明を訂正することでもある。つまり，「全身状態が悪いから」（X1）ではなく，「調整ができないから」（X2）転院が難しいのだ，という異論を正当化することでもあるのだ。実際に，［02］さんは，続く断片3では，「全身状態」との対比のうえでの「調整ができない」ことの説明を行なっている。

（断片8：1週目火曜日 12：30 のビデオ「終了への移行」）

　85 ［02］：う::ん。で，便通コントロールもついているし::，（.）
　86　　　　精神的にも比較的，その，い－訳がわからなくなったとき
　87　　　　に比べたら安定しているし，と思った::ら。
　88　　　　ま，転院を希望しているのは，たぶんうちにまだ何か
　89　　　　介護者の人がいるので::，誰なんだっけ，お父さん？
　90 ［04］：ご主人。
　91 ［28］：だんなさんが。
　92 ［02］：だんなさんが：あれなんだよね::。
　93 ［28］：脳梗塞で，はい。
　94 ［02］：だから，そういうのがあるからっていうのがあると思う
　95　　　　から，別に，何て言うのかな，その，（3.4）
　96　　　　た－食べれなければ転院できないとか
　97　　　　そういうことじゃないと，思うけど。（5.0）
　98 ［28］：また，この退院のことについては，ちょっと家族の方とも
　99　　　　先生の方ともちょっとおはなししていって，ちょっと
　100　　　　進めていけるように，（.）していけたらなと，思います。
　101 ［27］：（4.2）この前，外出したけど，やっぱりずっと寝ている時間が
　102　　　　多かったって，言っていましたけど，こっちに来てから
　103　　　　すごい表情がよくって::，おうちでもそれでできればいいな
　104　　　　と思うんだけど。
　105 ［28］：あとまたもし情報とか，（1.8）アドバイスとかがあったら，
　106　　　　また，教えてください。（.）お願いします。

　断片8で，［02］さんは，（退院ではなく）「転院を希望している」ことの理由を確認している。その理由は，夫も介護が必要な状況だから，というものであ

る。退院ではなく，転院を希望しているが，調整もなかなか難しい。そうした事情が，「そういうのがあるからっていうのがあると思うから」（94-95 行目）という発言にまとめられ，「食べれなければ転院できないとかそういうことじゃない」（96-97 行目）と，最初の [28] さんの意見がもう一度訂正されているわけである。この事例に限らず，カンファレンスにおける報告は，他の看護師が知らない新しい情報ばかりで構成されているわけではない。むしろすでによく知られている内容が確認される場合もある。そして，確認，共有という意味に加えて，教育的側面も指摘されている（池谷・岡田・藤守 2004; Ikeya & Okada 2007）。だからこそ，「受け持ち」であり，まだ臨床経験の浅い [28] さんも，[02] さんからの指摘を受け止めたうえで，「進めていけるように，(.) していけたらなと思います」（100 行目），「また，教えてください」（106 行目）と，緩和ケアカンファレンスの終了へと移行しようとしているのだろう。けれども，この終了への移行は，すぐには成し遂げられない。続く，断片 9 をみてみよう。

（断片 9：1 週目火曜日 12：30 のビデオ「結論をまとめる」）

```
107 [04]：緩和カンファレンスなんだけど。
108 [28]：あ。
109 [04]：普通のカンファレンスでどうのこうのじゃなくて。
110 [28]：すみません。
111 [04]：今，緩和の方のコントロールはどうなっているかとか
112      そういうの，はh，どうなんですか？
113 [28]：すみませんh。
114 [04]：結論として。
115 [28]：一応，デュロテップパッチに変わってからは痛みもだいぶ
116      よくなっていて，本人に聞いても，本当に前は5とか，
117      結構つらい表情があったりとかして，
118      トイレにも移れなかった状況なんですけど，
→119      最近はほとんど1から2で，本人も痛いのか痛くないのか
→120      よくわからないけど前よりはいいって今日も
→121      おっしゃっていて，何か初めのうちは，
122      デュロテップパッチに変わったばっかりのときは結構
123      吐き気とかもあって吐いちゃったりしていたんですけど，
124      最近は，ま，前よりも嘔気とかも治まっていて，今のところ
```

125	（1.0）おトイレも全然普通に自分で移れたりして，
126	痛みの訴えとかもないし，夜寝れないという訴えも
127	なくって，家族の方の付き添いで，夜間はよく入眠もできて
128	いるみたいなので，（3.0）今は結構落ち着いている状態，
129	（1.0）かなと思うんですけれども。（4.0）
130	転院の話とかもちょっと出始めているので，（4.0）退院に
131	向けてまたかかわっていきたいと思っているところです。
132	【[28] が前に出したファイルを [16] が乗り出して受け取る】

　断片9で，このカンファレンスの書記を担当している［04］さんは，司会の［28］さんに対して，「緩和カンファレンスなんだけど」（107行目）という定式化を行なっている。定式化，つまり文字通り今行なっている活動をそのようなものとして述べなおすことは，その活動の参加者たちに対して，不適切さを指摘するという行為をしていることになりうる（Garfinkel & Sacks 1970; Sacks 1992）。そして，［28］さんも，「あ。」と，自らの理解が変化したことを示している（Heritage 1984）。つまり，不適切さの指摘に（したがって，修復の促しに）気づいたことを示しているのである。［28］さんが行なっている，「本人も痛いのか痛くないのかよくわからないけど前よりはいいって今日もおっしゃっていて」（119-121行目）という間接引用の方法は，いくつかの重要な特徴をそなえているように思う。まず，「痛いのか痛くないのかよくわからないけど前よりはいい」という言葉が，断片7において，［02］さんによって直接引用されていた「わかんな::い」という本人の言葉に対する，［28］さん自身の理解を示している，という点があげられる。先の言葉は，非常に短い引用であっても，痛みがないことを例証する基底的パターンの中で用いられていたために理解可能なものになっていた。ここでは，そうした文脈を離れても理解可能な仕方で，適切に敷衍されているのである。

　ここで用いられているのは，理解していることを示す強いやり方である。たんに同意や繰り返しなどで理解を「示す」よりは，内容を敷衍したり，実演したりすることによって，より強く「立証」することができる（Sacks 1992）。さらに，「今日もおっしゃっていて」という表現は，本人の言葉が，繰り返し聴かれているものであること，そして，（［02］さんと独立に）自分も経験して理解していることを，示していると思われる。つまり，自らの経験にもとづいて，しかもどのように経験したかもあわせて示すことによって内容を敷衍することは，理解を強

く立証するやり方なのである。そして，それは同時に，自らの経験を「今は結構
落ち着いている状態」（128 行目）という緩和ケアの「結論」へと位置づけつつ，
理解を共有していくことなのである。

この［28］さんの「結論」の提示によって，緩和ケアカンファレンスは終了
し，午後の部屋持ち（誰がどの部屋を担当するか）を決める局面へと移行してい
くことになった。つまり，この「結論」は，適切なものとして承認されたわけで
ある。

カンファレンスにおいて，教育的な側面があるのは，そこで何を，どのように
議論するべきかを管理していく実践がなされているからだと言えよう。その中
で，本人の痛みの訴えを尊重しながら，痛みを理解し，その理解を報告していく
ことは，決定的に重要である。「わからない」という本人の主張を，他の例証資
料と併置しつつ，解釈を練り上げていくような場合でも，痛みに対する本人の主
張を尊重し痛みを理解していくことが，緩和ケアカンファレンスの実践を成り立
たせている。

5．レスキューを使う：朝の申し送り

火曜日の緩和ケアカンファレンスにおいて，「今は結構落ち着いている状態」
と評価された E さんであったが，3 日後，金曜日の早朝に，強い痛みを訴えた。
そのため，その痛みに対応するため臨時に使用する鎮痛剤（レスキュー）が用い
られることになった。先にも述べたように，入院している患者の側は，ずっと病
室に居続けることになるが，医療者の側はそうではない。この病棟の看護師の場
合，変則三交代制勤務をしており，朝 8 時半から始まる申し送りは，夜勤の看護
師と，日勤の看護師とのあいだでの「公的な」情報交換の場となっている（Buss
2006）。

通常，朝の申し送りは，全体での確認が終わった後，A チームと B チームに
わかれてなされる。そこでは，それぞれのチームの夜勤のリーダーの看護師から
日勤の看護師へと，夜勤の時間帯の患者の様子などが伝えられる。金曜日の A
チームの申し送りにおいては，その日の夜勤のリーダーであった［08］さんか
ら，E さんについて，「レスキュー」が用いられたことが報告されたわけである。
断片 10 は，その「レスキューを使ったことの報告」が開始される箇所である。

（断片10：1週目金曜日8：30のビデオ，「レスキューの報告」）

【みんなホワイトボードの方をみる→振り向く】
01 [08]：【顔を上げて】ああ，Eさんが::，たぶん朝トイレに，
02　　　　結構，今回，夜何回かトイレに起きて::，かつじゅ－
03　　　　あ，6時に体重計ったせいか何か，腰が痛いということで
04　　　　【腰をさすりながら】7時半にレスキュー1回，内服して，
05　　　　なので，また痛みの方を見てください。
06 [16]：久しぶりだね，使ったの。
07 [08]：久しぶりなの，本当久しぶりで，
→08　　　結構苦痛様の表情だったので，
→09　　　ああ，痛いんだなと思って，飲んでます。
10 [16]：はい。
11 [08]：で，今日（　　　　　）物は，あるので。
12 [29]：処置前の::，
13　　　　[オキノームはやってないのかな::【02をみながら】
14 [02]：[使ってない，使ってない。【29をみながら】
15 [29]：【何度も頷く】
16 [02]：本当にデュロテップパッチだけで::
17 [29]：【何度も頷く】
18 [02]：レスキューも本当，すごい，すごいっていうか，
19　　　　だいぶ久しぶりだね::？
20　　　　【[08] さんをみながら】使ったの。
21 [08]：【[02] さんをみながら頷く】
22 [29]：【あわせて頷く】
23 [02]：う::ん。
24　　　　(7.0)【[16] さん，書類記入中】
25 [16]：はい。(4.0) はい，やっていきます。
26　　　　(.) (　　　　　　さんが)

　ここで，[08] さんは，夜勤のリーダーとして報告している。「今回」（02行目）のことについて，夜勤の看護師は経験しているが，朝に出勤してきた日勤の看護師は経験していない。もちろん，日勤の看護師でも，病棟に入ってきたときの雰囲気や「非公式」の会話によって，この申し送りの前の時点で，すでに知っている可能性はある（Buss 2006）。ただそれでも，出来事の詳細は，新しい情報とし

て提示されることになる。

　実際に，[08] さんは，起きた出来事の順序通り，自らの経験を語っていく。「何回かトイレに起きて」「6 時に体重計った（せいか）」「腰が痛い（ということで）」「7 時半にレスキュー 1 回，内服して」。さらに，「腰が痛いということで」というふうに，E さんの訴えを引用しているのみならず，実演的に自分の腰をさすってみせて，いわば E さんの振る舞いをも同時に引用している。[08] さんは，このように，自らがどのように経験したのかをあわせて示すことによって，「経験者」として報告する資格を満たしているのである（Sacks 1984, 1992）。

　そして，この報告の内容を「理由」として，「なので」と受けたうえで，「また痛みの方を見てください」（05 行目）と「依頼」している。この「依頼」は，日勤のリーダーの [16] さんによって，「はい，やっていきます」（25 行目）と「受諾」されている。このあいだに，「久しぶりだね，使ったの」（06 行目）と，確認から始まるやりとりが挟み込まれている。この確認に対して，「結構苦痛様の表情だったので，ああ，痛いんだなと思って」（08-09 行目）と，レスキューを用いたことの正当性を補強するような経験を報告している。

　ここで注意しておきたいのは，「結構苦痛様の表情だった」「ので」「痛いんだなと思った」という，見かけ上「推論」の形をとった報告がなされていることである。しかし，注意深くみると，「表情」の表現のうちに「苦痛」がすでに含まれていることがわかる。つまり，ここで [08] さんは，表情を見た段階ですでに「苦痛」を端的に理解してしまっているのである。ウィトゲンシュタインの言葉を用いれば，痛みの「表情」や「うめき声」は，痛みを理解するための「基準」なのである（Wittgenstein [1953] 1958 = 1976;1958 = 1975）。

　ウィトゲンシュタインは，このような「基準」と区別して，歯の痛みに対する「歯の状態」のように，（あるいは呼吸困難の苦しみに対する「血中酸素濃度の数値」のように），経験的に随伴することが知られている現象のことを「徴候」と呼んでいる。徴候的関係であるならば，「歯の状態」から，患者の「歯の痛み」を「推論」することはあるだろう。そこでは，歯の状態を痛みの原因として特定できれば，因果的連関にもとづいた推論がなされているといえるだろう。

　それに対して，[08] さんが報告しているのは，そのような意味での推論ではない。「表情」を「苦痛様」に見てしまうとき，その「表情」と独立に「痛み」を理解することはできないし，「痛み」という概念と結びつかないかたちで「表情」を見ることもできないのである。つまり，「苦痛様の表情を見る」ことと「痛いんだなと思う」ことは，分ちがたく結びついて切り離せない，同一の出来

事の別の表現なのである。したがって，[08]さんが行なっているのは，「痛み」と「表情」との論理的な結びつきを記述して報告することなのである。

　ここでは，Eさんの痛みの「訴え（腰が痛い）」，「振る舞い（腰をさする）」，「表情（苦痛様の）」が，すべて結びつけられて引用されている。ここでの痛みの訴えは，直接経験した[08]さんにとって，推論や解釈の余地なく，端的に理解されてしまうものである。そして，引用の形でこの報告を受けた看護師たちにとっても，推論や解釈を差し挟む余地のない知識として理解されている。むしろ，[16]さんが「はい」と答えて以降，看護師たちが行なっているのは，この訴えられた「痛み」を前提として，疼痛コントロールの実際を確認していくことなのである。この「痛み」の報告を軸にして，処置前に「オキノーム」という鎮痛薬を使っていないこと（13-14行目），「デュロテップパッチだけ」しか使ってないこと（16行目），レスキューを使ったのも「だいぶ久しぶり」であること（18-23行目）が確認されていく。これはある意味で，緩和ケアカンファレンスにおいて確認されていた「落ち着いてる状態」をもう一度記述し直すことあり，その「落ち着いている状態」から観察可能な「ずれ」として，「レスキューを使ったこと」を位置づけることであるだろう。

　こうしたやりとりのあとで，日勤のリーダーである[16]さんが，「はい，やっていきます」と，受けることで，いったんは，Eさんについての報告は終了する。ところが，いったん他の患者の話題に移った後，ふたたび[02]さんが，Eさんについての話題を導入することになる。続く断片11を見てみよう。

（断片11：1週目金曜日8：30のビデオ「シャワーをすすめる」）
27 [08]：（　　　　）そうです。□□さんがね，昨日カンファレンスで
28　　　　あがって，何か，車いす管理になったもんで，
29　　　　ちょっと日中，（安静）の方向でお願いします。
30 [16]：はい。
31 [02]：[12]さん来てからでもいいけど，Eさんさ::，もし明日，
32　　　　週末外出する予定なんだよね::。
33 [08]：ああ，外泊。
34 [02]：あっ，外泊？
35 [08]：する予定になりました。
36 [02]：あっ，そうなんだ。じゃあ，
37　　　　お風呂とかも入れるかなうちで::::。

38 [08]: ああ ::::::。
39 [02]: 何かちょっと，何か世話してあげた方が，もしよければ，
40　　　まあ，今日入ってってもいいし。
41 [16]: 何かシャワーになってて。
42 [02]: シャワーになってるけどさ，この人何か hh，
43　　　(.) 入ってるかな積極的に。
44 [16]: 1 回 :::: ？
45 [02]: ねえ，何かあんまり積極的じゃないじゃん。何か，
46　　　体ふくだけでいいわ :: とか，何だかだわ :: とか
47　　　言ってさ ::，あんまり，こう，入んないけど，うちで，
48　　　まあ，あの様子だったらねえ，あの，
49　　　でも，メインに面倒見るの息子さんでしょ。
50　　　お嫁さん，どれぐらいやってくれるか分からないから，
51　　　そうすると本人に ::，何か誘導して洗うだけってなると，
52　　　どうなのかね。
53 [16]: 今日車いすで向こうへ行ってきて。
54 [02]: うん。もし今日，まあ，入ったよっていうようであれば，
55　　　まあ，い－いつ帰るの？　外泊，明日？
56 [16]: 明日の午後 :: ？
57 [08]: 明日の [午後から :: 夕方，そのくらい
58 [02]: 　　　　[明日の午後か，明日の午後，まあ，
59　　　家のお風呂の方がどっちにしろ入りやすいだろうから
60　　　全然いいけど，ねえ，べつ－別に何回入ったって悪いわけ
61　　　じゃないから，入ってもいいかなと。
62 [16]: じゃあ，今日洗って，
63 [02]: 痛みが，まあ，まあまあなときで，
64　　　パッチを貼り替えた後とかでも全然いいと思うので。
65 [16]: はい，伝えておきます。
66 [02]: 髪の毛も伸びてきたし，気になるよね，[何かね hhhhhh
67 [08]: 　　　　　　　　　　　　　　　　　[すごい ::hhhh
68 [02]: だいぶヘアカットに行ってない感じ。
69 [16]: 何か，来たときは若いなと思ったけど，
70　　　[だいぶ年相応になっちゃったみたいで。
71 [02]: [うんうんうん，ねえ，　　　ねえ，うん。

72 [08]：はい，お願いします。

73 [16]：お願いします。＝

74 [29]：＝お願いします。

75 [31]：お願いします。

　断片11については，簡単に見ておこう。まず，[02]さんから，「Bさんさ，もし明日，週末外出する予定なんだよね::」（31-32行目）と，確認がなされている。この確認は，[08]さんによって，「外泊」「する予定になりました」と，訂正する形で答えられている。[08]さんの返答によって，「あっ，そうなんだ」（36行目）と理解の変わった[02]さんは，「じゃあ」と順接しながら，「お風呂とかも入れるかなうちで::」とさらに確認を続けていく。こうした確認（とそれに対する応答）は，「何か世話してあげた方が，もしよければ」（39行目）という提案を準備するものとして，先になされているといえる（Schegloff 2007）。そして，この提案以降，その「世話」の内容として，お風呂にするかシャワーにするか，といった議論がなされていく。

　そして，日勤のリーダーの[16]さんが，この議論を「じゃあ，今日洗って」（62）と受けたところで，[02]さんが，「痛みが，まあ，まあまあなときで，パッチを貼り替えた後とかでも全然いいと思うので」（63-64行目）と条件づけをしている。ここで注意しておきたいのは，「世話」という形で議論されている生活上のケアの提案と，「痛み」のコントロールとが，対比的に述べられていることだ。

　看護師たちが行なうワークの中にも，それを行なうことが（その方法まで含めて）ほとんど動かせないものと，比較的柔軟に変更ができるものとがある。ここでは，「痛みがまあまあ」なことが「お風呂に入る」ことの条件になっているのである。その意味で，この生活上のケアに関する提案は，断片5において，[08]さんによってなされていた「痛みの方を見てください」（05行目）という依頼の申し送りに対する，補足となっているのである。つまり，ここでは，「痛み」に対応することと，生活上のケアを行なうことが，両立可能な仕方で調停されているのである。ここで行なわれているのは，病棟で実際にケアを行なっていくための方法についての議論なのである（Lynch 2000 = 2000）。

　こうした議論をへて，申し送り全体が終了へと向かっていく。「お願いします」という終了の挨拶をかわした後，看護師たちは，それぞれ病室へと向かうための準備を始めていく。次の，6節では，この日の午前中の管理室でのワークを中心

に，協働して痛みを管理していくということがどのようなことなのか，考えてみたい。

6. 投薬の時間を管理する：管理室

先にも述べたように，患者は，入院している間，（外出や外泊の機会を除いて）病棟に居続けるのに対し，看護師たちは，交代しながら勤務している。だからこそ，痛みに関する情報は，担当の看護師1人の問題ではなく，申し送りで伝えられ，カンファレンスで確認もされる。しかし，それだけでなく，「痛み」に対応する方法は，病棟の中での空間と時間の編成に埋め込まれてもいるのである。

その典型の一つとして，投薬の管理，とくにオピオイド鎮痛薬の管理は，特徴的な性格を持っている。投薬の管理は，病棟の空間と時間を管理していく実践に位置づけられている。看護師たちは病棟の時間の流れの中に身をおきながら，管理室において準備を整え，そこから病室へと赴いて，患者に投薬を行なう，ということをしている。このとき管理室は，「協調のセンター」（サッチマン 1994, Suchman 1997）の役割を担っている。

まず，病室でそれぞれのワークを行なっている看護師たちは，空間上の配置としても，病室から病室への移動においても，管理室が固定的な場所としてセンターにあることを志向している。他方で，管理室にいる看護師，とりわけA，Bそれぞれのチームのリーダーは，管理室で起きているワークだけでなく，むしろそれぞれのチームの看護師たちが管理室の外，つまり病室で行なっているさまざまな活動を協調させることにかかわっている側面が大きい（Suchman 1997）[5]。こうした協調がなりたっているからこそ，1人の看護師がいわば組織の代表として病室の患者と向かい合い，投薬を行なうことができるのである。こうした投薬の管理を行なう実践について，先ほどの申し送りのあった後の金曜日午前中の管理室でのフィールドノートを中心に見ていこう。

金曜日の午前中，Eさんのケアを担当したのは，緩和ケア委員でもある［12］さんである。Eさんは，レスキューとして使用したオキノームの影響もあるのか，眠気があるということで，午前中のシャワーは見あわせることになったようである。［12］さんは，Eさんの病室から管理室にもどり，その旨を特定の病室を担

---

［5］　病棟のワークを研究している Wakefield（2002）は，病棟に入ってくる人に対応する看護師の実践を記述し，病棟内の地理的な中心にナースステーションがあることの意義を強調している。

当せずフリーに動いて処置を担当する［24］さんにつげ，次いで，Ａチームの
リーダーの［16］さんに報告している。

　そののち，［12］さんは，管理室にいた医師に「先生おはようございます」と
挨拶をし，続けて，「Ｅさんのデュロテップパッチ，10時に変更していいですか」
と，依頼を行なっている。この依頼に対しては，医師から肯定的な返事がなされ
たので，［12］さんは，医師に「ありがとうございました」と礼を述べて，医師
との会話を終了している。そして，そのうえで，Ａチームのリーダー［16］さん
の方に向き直って「ということで10時に」と，報告している。リーダーは，
チームの看護師と医師の会話を聞くことのできる位置にいたが，［12］さんは，
あらためて，報告しなおしているのである。この報告に対して，［16］さんから
了解の返答がなされたので，［12］さんは，「すいませんありがとうございます」
と礼を述べている。この少し後に，［16］さんは，「入力」を変えるために，もう
一度パッチを貼る時間について確認し，［12］さんは，明日から組み直す旨を伝
えている。

　このように，「デュロテップパッチを貼る時間を明日から10時に変更する」と
いう行為が，医師の指示とリーダーの把握のもとに，成り立っている。ここで注
意したいのは，このとき，明日からの変更先の「10時」の方が，本来もともと
の時間であり，この日実際にデュロテップパッチを使用した「12時半」の方が，
「10時」からずれているということである。そしてそのことは，管理室における
ワークにおいて，可視化されている。

　11時になると，管理室で，「終われる？」「何もやることない」「私やるよ」と
いった声が聞かれ始める。午前中の処置が，一段落つき始めたのだ。病棟の看護
師が適切な時間に仕事を終え，「おりれる（＝休憩に入れる）」ことは，病棟の時
間管理において，非常に重要なポイントになっている。看護師たちも，互いにモ
ニターしあい，ときには，ベテランの看護師が経験の浅い看護師を気にかける形
で，一定の時間へと向けて，仕事を調整していく。

　この日は，処置が一段落して，「何もやることがない」という発話が聞かれ始
めた11時ころ，［12］さんと［29］さんが，興味深い会話をしていた。［12］さ
んは，「今日90分後に私の処置があります」と述べていた。「私の処置」という
のは，他の処置が終わりつつあるのに，もう1つ「私の処置」があることを自分
だけでなく他の看護師にも見えるようにマークしているのである。そして，この
「90分後」というのが，この日デュロテップパッチを貼る時間（12時半）なの
だ。続けて，［12］さんは，タイマーをかけたことを伝える。それに対し，［29］

さんも，「80分後にかけておく」と応じている。つまり，［29］さんは，10分前にあわせて自分のタイマーをかけているのである。ここで行なわれているのは，Eさんにデュロテップパッチを12時30分に貼るという情報を，注意を向けておくべきものとしてマークしたうえで，共有する方法なのだ。

のちにインタビューにおいて，［12］さんは，10時に変更した理由について，「10時に本当は貼り替えるものなんですけど，あの，病棟の慣例では」「みんなが気を使わずに忘れなくて確実にできる時間帯が10時なので」と答えている（2週目月曜日のインタビュー，［12］）。つまり，基本的に，種々の交換の時間が10時なので，10時に行なうことは，「みんなが気を使わずに」「確実にできる」。ただ，本人の都合などでずれることもあって，Eさんの場合には，以前，1回10時に貼ったものをはがしてすててあったため，その日の12時半にやりなおしたことがあった，という経緯があるようだ。だから，その日の翌日から「12時半に貼り替える」という行為がなされてきたのである。

この「12時半に貼り替える」という行為が，「10時」からずれていることは，管理室における実践の中で，注意すべきものとしてマークされている。看護師が患者に行なうケアの中でも，先ほどの「シャワー」のように，午前中で難しければ，午後に「パッチを貼り替えたあと」と，比較的柔軟に対応できるものもある。もちろん，シャワーを行なわなかったことも，リーダーに報告されているわけであるが，その変更の可能性は，「申し送り」の議論（断片6）をみても，あらかじめ織り込まれたものでもあった。それに対して，デュロテップパッチの交換は，医師の指示やリーダーによる把握と結びついていて，それを行なうべき時間を，そう簡単には変更できない。それは，確実に，その時間になされなければならないからこそ，注意すべきものとしてマークされているのである。

そして，この「12時半」という時間は，昼のカンファレンスの始まる時間でもある。つまり，対応すべき［12］さんの時間の流れは，「みんな」の時間の流れからもずれているわけである。だからこそ，注意を向けておくべきものとしてマークされた情報を互いに共有し，責任を分かち合っていく方法が用いられているのだろう。実際に，この日も「12時半」が近づいてくるにつれ，昼のカンファレンスの開始へと，看護師たちの志向が向けられるようになっていく。チームのリーダーたちは，管理室のテーブルに早くから座っており，カンファレンスに備えている。この12時半の少し前に，［12］さんは，管理室に入ってきて壁時計を見上げて時間を確認しつつ，Bチームのリーダー［34］さんの方へ移動し，次のような会話をしている。

（断片 12：1 週目金曜日の 12：30 のビデオ，「鍵をかりる」）

01 [12]：[34] さん，【[34] さんの方に移動しながら声をかける】
02 [12]：鍵をかしてくださ :: い。【[34] さんの斜め後ろに立つ】
03 [34]：あ，は :: い 【半身を [12] さんに向けて，鍵をポケットから出して
04　　　　確認する】
05 [12]：すいません
06 [34]：お願いします【取り出した鍵を [12] さんに渡す】
07 [12]：ありがと ::

　[12] さんの依頼に答えて，[34] さんは鍵を渡している。受け取った [12] さんは，鍵をかけてある金庫からデュロテップパッチを出していた。そのつど，使用量と使用者を確認しつつ，オピオイド製剤の管理がなされているようだ。このとき [12] さんは，管理室にもどってきて，投薬の準備をして，また病室へと赴いていく。他方で，[34] さんは，管理室でのカンファレンスに備えながら，病室でなされる投薬へ向けての管理にも携わる。このようにして，管理室における看護師全体の時間の共有と，病室における 1 人の看護師の 1 人の患者との時間の共有とが重ねあわされる。管理室が「協調のセンター」として機能しているからこそ，痛みのコントロールというワークが可能になっているのである。

　つまり，投薬を行うというワークは，病室で 1 人の看護師が，1 人の患者に行なうことであるのと同時に，管理室を「協調のセンター」としながら，病棟の時間と空間を編成していく，協働的な実践の一部なのである。受け持ちの看護師である [28] さんは，インタビューにおいて，「パッチに変わってからは痛みがコントロールできて」と述べていた。緩和ケアカンファレンスでも，「今は結構落ち着いている状態」と評価がなされていた。こうした患者の状態を維持することができるのも，この循環器・呼吸器病棟において，緩和ケアが協働的な実践として成し遂げられているからなのである。

7．協働実践としての緩和ケア

　本章では，急性期病棟における緩和ケアの記述をとおして，複数の参加者たちが協働しながら行なっている，患者の痛みを評価し，情報を共有し，痛みをコントロールしていく，という実践に，展望を与えてきた。最初に述べたように，痛みのコントロールを行なうことの中心は，「痛み止めを有効に使う」ことにある

のだろう。ただ，それが可能になるためにも，それを支える看護師たちのさまざまなワークがある。そもそも，投薬を行なうというワーク自体，病室に赴いた1人の看護師が，1人の患者に行なうことであるのと同時に，管理室を「協調のセンター」としながら，病棟の時間と空間を編成していく，協働的な実践の一部なのである。こうした協働的な実践において，1人の看護師は，病棟組織を代表するものとして，患者と向かいあうことができる。

　同時に，「大変な夜」と表現されるような，患者が最もつらい苦痛を訴えるのも，1人の看護師に向けてである。患者にとってその苦痛は，どうしようもなく感じられてしまうもので，自ら評価する対象ではない。他方，その苦痛の訴えを聞いた看護師は，「大変な夜」を越えたあと，勤務を交代していく際，訴えられた痛みを対象として位置づけ，その情報を，日勤の看護師たちに伝えていかなければならない。この意味で，病棟の時間の編成は，申し送りやカンファレスといった，勤務交代を支える方法にも依存している。

　実際に，金曜日の申し送りにおいて，夜勤の看護師は，レスキューを使用したことについて，本人の痛みの訴えを引用するだけでなく，腰をさする振る舞いを実演し，「痛み」と「表情」の結びつきを記述して，経験者として報告を行っている。このような基準的な結びつきは，非常に強いものだ。冒頭で述べたように「苦しくてしょうがないとき」，本人にも「どういう痛み」か「わからない」ような場合でさえ，看護師は，その人が痛くてどうしようもないのだということを，理解してしまう。あるいは「痛み」と「しびれ」が区別できないような場合でさえ，本人が「つらい」と訴えていることはわかってしまう。私たちは，このような基準的な結びつきに疑いを向けることは，あまりない。むしろこの結びつきは，そのもとで痛みが理解可能になるような，「文法」の一部をなしている（前田 2008）。だからこそ，ここでの痛みの訴えは，直接経験した看護師だけでなく，引用の形でこの経験の語りを聴いた看護師たちにとっても，推論や解釈の余地なく理解されていくのである。痛みのコントロールは，こうした患者本人の感じている痛みの理解を軸に，一人称的な表出に対する承認を含み込みながら，痛みの「文法」に沿って行なわれていく。

　他方で，火曜日の緩和ケアカンファレンスにおいては，「全身状態が悪い」という評価を訂正していく活動において，「わからない」という本人の言葉が，「痛みがない」ことを例証するパターンの中で引用されていた。このとき並置されていた「わからないと言う」「座薬を使っていない」「レスキューもまれ」という3点も，「痛みがない」ことの例証資料として用いられているが，それぞれの結び

つきは，「痛み」と「表情」ほどの強さを持っていない。このような場合には，痛みに対する本人の主張への尊重を保ちつつ，痛みのコントロールや本人の状態を評価するために，本人の言葉が，解釈のもとに置かれることもある。緩和ケアカンファレンスでは，そうした解釈の重ね合わせを通じて，「今は結構落ち着いている状態」という理解が共有されていたのである。

　このようにみてくると，急性期病棟に勤務する看護師たちが参加し，協働で行なっている緩和ケアの実践は，痛みのコントロールが安定している場合でさえ，さまざまな看護師たちのワークによって支えられていることがわかるだろう。同時に，病室にて，1人の看護師が，1人の患者の痛みを理解し，投薬を行なうというワークは，カンファレンス，申し送り，投薬の管理といった，病棟の時間と空間を編成する実践に埋め込まれている。急性期病棟での緩和ケアは，このようにして可能になっているのである。

第 5 章
申し送りを行なう

1.「申し送り」という活動

　本章では，患者の情報を共有する申し送りという活動に焦点をあてたい。病棟での看護は，複数の参加者たちが協働しながら複数の患者に対応していく実践である。患者は，在院日数が短縮されているとはいえ，入院している間は，外出の場合をのぞいて，病棟に居続けるのに対し，看護師たちは，交代しながら勤務している。看護師たちは，そのつどの病棟の時間の流れの中に身をおきながら，管理室において，互いの活動を調整し，準備を整え，それぞれ病室へと赴いていく。病室に赴いた 1 人の看護師が，1 人の患者にケアを行なうことができるのも，そこでのワークが，病棟の時間と空間の編成の中に位置づけられ，多くの参加者たちによる協働的な実践の一部となっているからである。こうした病室へと赴く看護師たちの活動を協調させる管理室は，「協調のセンター」（サッチマン 1994，Suchman 1997）となっている。また，管理室でなされる「申し送り」という活動は，こうした協働的な実践の一部であると同時に，さらなる協働的な実践を可能にする条件を作り出していくものでもある。本章では，「申し送り」という活動がどのように看護師たちのワークを可能にしているのかについて，明らかにする。

　申し送りという活動に焦点をあてるために，まず，日勤のワークの流れを概観しておこう。病棟全体のカンファレンスは，8 時 30 分から開始される。「時間になりました」という師長の言葉から始まり，入退院予定の患者や救急病棟から移動してくる予定の患者が確認される。続いて，看護師から共通で知っておくべきことがらが報告され，師長から全体への周知事項が伝えられる。他に，同姓同名の患者の確認などもなされる。続いて，A チーム，B チームごとの申し送りにうつる。各チームの夜勤のリーダーと日勤のリーダーを中心に申し送りがすすむ中で，それぞれの看護師は，担当する患者へのケアの予定をたて，病室に赴く準備

をする。9時頃から，看護師たちは，病室に赴き，検温や薬の配布を行なっていく。早ければ11時頃から，午前中に行なうべきワークの終わりが見え始め，部屋持ちの看護師たちは，チームのリーダーへと報告する機会を見つけはじめる。リーダーは，報告を受けつつ，12時30分のカンファレンスへ向けて準備を始める。

　こうした日勤のワークの流れの中で，どのように申し送りを行なう（べき）か，という問題は，この実践に参加する参加者たち自身の問題である。この実践に参加する参加者たちは，適切に申し送りを行なうだけでなく，申し送りのただ中において，その活動を適切な方向へと修正していくことも行なっている。これまでも強調してきたように，エスノメソドロジーは，この意味での「人びとの方法論」を記述してきた（Lynch2000 = 2000）。本章でも，こうした方向性にならって，「人びとの方法論」の記述を行なう。その際，次の2点に留意しておきたい。

　第1に，申し送りは，単に情報を報告するだけの活動ではない，ということである。第4章でも述べたように，看護師の申し送りについては，不確実な理解を相互に更新し共有する機会になっていることが示されてきた（Buus 2006）。申し送りは，さまざまな看護師のワークを複層的に見て取ることのできる場面でありうるが，本章ではとくに，看護師たちの経験の可能性の条件を更新する機会になっていることに注目したい。

　第2に，申し送りは，リーダー看護師を中心になされる活動であるが，リーダー看護師は，部屋持ちの看護師のワークの協調に関わっており，その意味で，管理室は，病室へと赴く看護師たちの活動を協調させる「協調のセンター」（Suchman 1997）となっている。申し送りは，こうした協調を成し遂げる活動の鍵を担っており，病棟の時間と空間の編成自体を見て取ることのできる場面でありうる。本稿では，こうした時間と空間の編成を切り詰めることなく，病棟の「人びとの方法論」を明らかにしたい[1]。

2. チームにおける申し送り：経験したことを語る

　病棟においては，全体カンファレンスが終わると，各チームにわかれて申し送りが行なわれる。チームごとの申し送りは，夜勤のリーダーと日勤のリーダーが

---

[1]　病棟での看護師のワークの研究については，Wakefield（1998, 2002）を参照。

対面するかたちでなされており，各部屋の担当の看護師が，順番に，患者の状況とケアプランを確認していく形で，進行していく。本章の事例では，［54］さんが7号室の患者について，日勤リーダーの［31］さんに確認するところから始まった。［54］さんが，部屋別ワークシートを開きながら，「××さんは……」とケアプランを確認しようとすると，夜勤のリーダーの［23］さんが，「××さんは……」と，夜勤時の状態をつづけていく。［54］さんは，自分の担当の患者の情報を確認すると，後ろに一歩下がり，場所をあける。それにあわせて［51］さんは，一歩前に出て，部屋別ワークシートを開いて真ん中に置き，部屋持ち患者（8，10，13号室）の確認を始める。それが断片1である。

（断片1：当日 8:30 のビデオ）

01 ［54］：【後ろに下がる】

02 ［51］：【前に出て，部屋別ワークシートを開いて真ん中に置く】

03 　　　　Ｆさんは（　　　）あとは，トイレ，

04 　　　　がだいぶ近くなってきているので，

05 ［23］：なんか，さけびます <1> この人（わ :: いって）

06 　　　　> なんか <<2> ナースコールおして，なんか，（手袋とか）

07 　　　　準備しながらいこうとすると，【両手を体の前で動かす】

08 　　　　もうずっと連打できっちゃうの，【連打するジェスチャー】

09 ［51］：あら，（　　　）

10 ［23］：なんかそうこうすると，はは :: って声が聞こえて間に合わない

11 　　　　みたいで，あてるとすぐじゃ :: ってでるんですけど，<3>

12 　　　　汚いおしっこですね，今日，尿検（だすん）ですけど，

13 　　　　なんで早く行ってあげないと，怒るかも。

14 ［51］：'h[hhhh【笑いながら部屋別ワークシートを閉じて手許に戻す】

15 ［？］：　　［hhhh

16 ［31］：今まではね，出すまですごい時間かかっていたですよね

17 　　　　【カルテ記入を続けながら】

18 ［23］：なんか [出すまで時間かかるときもあるみたいなんですけど，

19 ［31］：　　　　 [んん :: んん :: なんてやって　（　　　　　　　）

20 ［23］：でちゃうときは，しゃ :: とでちゃって

第1水準：看護師	[51] →		[54] →			[○] →		
第2水準：患者	[○] → [○] → [○]		[F] → [G] → [○]			[○] → [○] → [○]		

図1：申し送りの順番の交代

　まず，最初に注目しておくべきことは，申し送りの順番は図1で示すように2段階で組織されている，ということだ。つまり，第1水準：各部屋担当看護師が順番に交代する，第2水準：それぞれの看護師が，担当する患者さんのケアプランを順番に確認する，という形式で組織されている。ここで [54] さんは，後ろに下がることによって，[51] さんが次に話し始める機会を作り出している。それを受けて，[51] さんは，自分が担当する患者について，F さん→G さん，といった順番で語っていく。[51] さんは，この日，4人の患者を担当していたので，順番にそれぞれの患者について，申し送りを行なっていった。

　断片1における，[51] さんの「トイレ，がだいぶ近くなってきている」（03-04行目）という発話は，特定の患者（F さん）にかんする記述である。その発話に対して，[23] さんは，導入されたトピックに関連することを，[23] さん自身が自ら見て経験し，報告すべきこととして語る。「なんか，さけびます」（05行目）という記述は，F さんについてなされた，より強く特徴づける記述であり，報告すべきこととして語られていることがわかる。[23] さんが「さけびます」と発話した直後に〈1〉，[51] さんは，[23] さんの方に視線を向け，注意して聞くべきこととして理解したことを示している。続けて，[23] さんは，[51] さんの方に視線を向け〈2〉，互いに志向を重ねあわせたうえで，「ナースコールおして」（06行目）と，F さんについての物語を語り始めている。

　ここでの [23] さんの語りは，ナースコールで呼ばれ，準備して病室に向かい，排泄のケアを行なった，という [23] さん自身が経験した複数の出来事を順序立てる物語として作られている。また，[23] さんは，手袋の準備をすることを，両手を体の前でふる動作で実演的に示し，さらに，ナースコールを連打することをジェスチャーで示すことで，自らの物語をハイライトしている（07-08行目）。[23] さんは，自らの経験を語ったあと，〈3〉の時点で，ワークシートに視線を落とす。その後，語り終わった物語を資源として用いることで，「早く行ってあげないと，怒るかも。」（13行目）と助言を組み立てている。[51] さんは，この助言を聞き終わった時点で笑うことによって，[51] さん自身の理解を示している。同時に [51] さんは，部屋別ワークシートを閉じて手許にもどしている。つまり，この時点で，[23] さんの物語が終了したと理解したうえで，F さ

んについての情報を受け取ることの終了へ向けて，区切りを与えている。

　この断片1のとき，日勤リーダーの［31］さんは，カルテに挟み込まれていた赤札の処理を行なっていた。医師は，看護師への指示をカルテに残していくが，そのさい赤色と黄色の2色の札を挟み込むことで，指示の緊急性を理解できるようにしている。この赤札は，医師からの緊急性の高い指示を示しており，医師からの指示を確認して対応できるようにしておくこと，すなわち，「ドクターからのオーダーをとること」は，リーダーにとって重要なワークである。［31］さんは，こうしたワークを行ないつつ，それと並行して，［51］さん，［23］さん，2人のやりとりを聞いていた。［31］さんは，［51］さんが笑いながらワークシートを閉じた時点，つまり，［23］さんによるFさんについての報告が終了したと［51］さんが理解を示したその時点で，更なる説明を求めている。ここで［23］さんは，「今まではね，出すまですごい時間かかっていたですよね」（16行目）と，「すぐ」に対して「すごい時間」という対比的な表現を用いて「今まで」との食い違いを示すことで，さらに説明されるべき何かがあることを提示しているのである。この更なる説明の求めに対して，［23］さんは，「時間がかかるとき」（18行目）と「でちゃうとき」（19行目）を対比しながら，どちらも生じうることを述べている。［23］さんによるこうした説明の追加によって，Fさんについての情報を申し送るワークが，延長されている。この延長された説明によって，「今まで」確立されてきたFさんについての知識と，それにあてはまらない報告とを比較して，確認しておくべき知識が可視化されている。

3．チームにおける申し送り：経験の条件をつくる

　続けて，断片2では，［51］さんは，次の部屋別ワークシートを開いて真ん中に置くことで，Gさんについての申し送りに移行していく。ふたたび，［23］さんは，自らの経験の報告を含んだ形で，申し送りを行なう。

（断片2：当日 8:30 のビデオ）
21 ［51］：【次の部屋別ワークシートを開いて真ん中に置く】
22　　　　Gさんは，（　　　　　　　　　）【ワークシートを指差す】
23 ［23］：なんか，痰がおおくなっちゃったもんで∷,
24　　　　【ペンでワークシートをさす】
25　　　　とりあえず，胃ろうつくって∷,ベース抜けるまでちょっと

26		維持しようかって，こっちは中止になって::，なんか，(.)
27		【呼吸器用の加湿器】水の通りがなんか今ひとつな気がして，
28		E病棟の人に連絡して::，確認したら大丈夫ですみたいなかんじ
29		だったので，夜見てたんですけど，やっぱN先生が朝見たら，
30		たぶん，(.) だめだと思うっhてh言[hっhてh，
31	[51]:	[hhhh
32	[23]:	ちょっとMEに見てもらってって言われたので，
33		ちょっとあとでME連絡しておきますね
34	[51]:	わかりました::
35	[23]:	30分おきくらいに，もうブーブーブーブーした音が聞こえて::，
36		それでも酸素価よかったんですけど::　朝一回，60台までぐんと
37		おちて::，痰がズルズルしたりしてということがありました。
38	[51]:	はい
39	[23]:	Tバーも汚くなっちゃいましたね，内筒だけじゃなくて，
40	[51]:	あ，痰があがってき[ちゃう
41	[23]:	[うん
42		でも，内筒は，なんか，ねばりこいものなくなって，
43		さらさらしてきた痰になってきたんで，たいぶなんか，
44		ま，こびりつきはしなくなりましたけどね
45		【[51]さん，次の部屋別ワークシートを開いて真ん中に置く】

断片2でも，夜勤のリーダーである [23] さんの申し送りは，自らの経験の物語を含んだ形で組織されている。この物語の中で，[23] さんは，呼吸器用の加湿器の「水の通りがなんか今ひとつ」（27行目）であることを，報告されるべきトラブルとして語っている。ここでも複数の出来事が順序立てて結びつけられることによって物語が語られているが，さらに，このトラブルが誰に報告されるべきかについても，組織だった仕方で示されている。まず，「夜」の時点で，呼吸器を使い慣れている救急病棟の看護師に連絡し，確認してもらい，つぎに，「朝」医師が見て「だめだと思う」という判断がなされ，そこで医師から「ME（臨床工学技士）[3]にみてもらって」（32行目）という指示が出たので，「あとでME連絡しておきますね」（33行目）と自らがするべきことを報告することで，物語が

---

[2]　ここで「E病棟」と呼ばれているのは，正しくは「救命救急センター病棟」という呼称の病棟のことであり，救命救急センターとICUの機能を併せ持っている。本書では，以降，単に「救急病棟」と表記する。

まとめられている。つまり，このトラブルに対して，判断したのが「医師」であり，実際に対応するのが「ME」であり，連絡をするのが［23］さん自身でありと示すことによって，ただちに［51］さんがなすべきこととしてはなく，ただし把握しておくべきこととして，報告を行なっているのである。

　［51］さんは，この報告に対して，「わかりました」（34行目）と理解を示している。この最初の「わかりました」は，報告を受け止めたことのみを示すのに適切な，相対的に弱い理解の主張になっている。それに続けて［23］さんは，より精緻化されたトラブルの報告を行なっていく。この精緻化された報告に対してなされた，「あ，痰があがってきちゃう」（40行目）という発話においては，［51］さん自身の推論が提示されている。つまり，「内筒だけじゃなくて」「Tバーも汚くなった」という事実の報告（39行目）に対して，「あ」とそこで知識状態が変わったことを示し（Heritage 1984），続けて，Tバーの位置まで「痰があがってきちゃう」からだ，という理由を示している。［51］さんは，こうした推論を示すことで，より強い仕方で，報告を理解していることを立証しているのである（Sacks 1992）。［23］さんは，この理解の立証を「うん」と承認したうえで，「でも」と補足の情報を付け加えている。

　このようにして，［51］さんは，伝えられた情報に対する理解を示しながら，自らの担当する患者4名の申し送りを順番に終えていく。［54］さんに続いて，［51］さんも自らの担当する患者の申し送りを終わらせる。その後，日勤のリーダーである［31］さんは，この日，11，15号室の部屋持ちでもあったため，続けて，自分の部屋持ち患者の情報を確認していく。このようにして，図1で示したように，第2水準：それぞれの看護師が，担当する患者さんのケアプランを順番に確認する，第1水準：各部屋担当看護師が順番に交代する，という形式で申し送りが組織されていく。このようにして，一連の確認が終わると，互いに「おねがいします」と述べて，申し送りは終了する。

　こうした申し送りは，病棟の看護師たちが協働することを可能にする条件となっている。繰り返し述べてきたように，病棟での看護は，複数の参加者たちが協働しながら複数の患者に対応していく実践である。病棟の管理室は，病室へと赴く看護師たちの活動を協調させる「協調のセンター」となっているが，とくに

---

[3]　この病院では，医療機器を扱う専門職である臨床工学技士を指すのに，ME（Medical Engineer）という呼称が用いられていた。なお，日本臨床工学技士会では，英語名称を，Clinical Engineer（CE）としている。公益社団法人 日本臨床工学技士会（Japan Association for Clinical Engineers）のWebサイト（https://www.ja-ces.or.jp/）を参照。

リーダー看護師は，部屋持ちの看護師のワークの協調に関わっている。朝の申し送りの時点で，病棟の看護師たちは勤務交代を行なうので，勤務時間の交代という時間的な区切りを作りながら，それぞれの患者のケアの継続性を維持しなければならない。また，この申し送りのあと，看護師たちはそれぞれ病室の患者のもとへと赴くので，その空間的な移動のあり方も協調されているのでなければならない。このあと病室へと赴いた1人の看護師は，病院組織を代表するものとして1人の患者に出会うわけであるが，その出会いにおける経験の可能性は，こうした申し送りを通じて編成される規範的な期待によっても条件づけられている。[51] さんは，F さんに呼ばれるナースコールの音を聞きうるものとして，病室に向かうのだし，G さんのところに訪れる ME と出会いうるものとして，午前中のケアを行なうのである。

4．リーダーへの報告：「報告すべきこと」を区別する

　午前中に行なうべきワークの終わりが見えはじめると，部屋持ちの看護師たちは，チームのリーダーへと報告する機会を見つけ始める。リーダーは，報告を受けつつ，12 時 30 分のカンファレンスへ向けて準備をはじめる。この日は，少し予定が遅れていて，12 時 30 分頃に，[51] さんは，[31] さんへと報告する機会を作ることができた。[51] さんは，管理室にて，[31] さんの斜め前に座り，[31] さんの進行中のワークに区切りがつくのを待って，報告を開始した。それが，以下の断片 3 である。

（断片 3：当日 12:30 のビデオ）
01 [51]：すいません，F さんは，
02 [31]：はい，
03 [51]：今日は，なんか午前中は酸素 7 リットルでってことだったので，
04 [31]：ずっと？
05 [51]：ずっと。
06 [31]：へ ::::
07 [51]：で，サチュレーションも 91，2 くらいで，だからそこまで
08 　　　 呼吸苦はないみたいだけど ::，だから動いたりすると，
09 [31]：う :: ん，
10 [51]：苦しくなっちゃうみたいな感じで，トイレは一回，ありまして，

```
  11          やっぱりもう，ほんと＞もれちゃうもれちゃうはやくはやく＜＜1＞
  12          って感じで，
  13 [31]：【[51] を見て頷きながら】う :: ん，切迫尿みたいな感じ
  14 [51]：【頷きながら】う :: ん，＜2＞で，結構，たくさんでましたね
  15 [31]：う :: ん，
  16 [51]：そうでした，Gさんは，うん，やっぱり＝
→17 [31]：＜3＞【[51] を見て】＝でも汚いんですよね，
  18          おしっこは相変わらず，
  19 [51]：Fさん？
  20 [31]：Fさん
  21 [51]：う :: ん，そうです－でも，そこま↑で－
  22 [31]：って，いう感じもない？
  23 [51]：はい
  24 [31]：真っ白いような，にごっているよう [ なおしっこ
  25 [51]：                【首を振りながら】[ そこまで ::
  26 [31]：でもない
  27 [51]：濁ってはなかったです．で，それを今日，
→28          ＜4＞検査に，＜5＞出しては，きてました，＜6＞
  29 [31]：ふんふん，あ，それで，中止になったかな，
  30 [51]：はい
  31 [31]：は :: い
```

　朝の申し送りとは異なり，部屋持ちの看護師が，それぞれリーダーに報告する機会を作り出している。他方で，それぞれの看護師による報告自体は，朝の申し送り同様に，それぞれの患者ごとに組織されている。[51] さんも，Fさんについての報告から開始する。そしてこの [51] さんの報告は，報告されるべき事項に関する期待のもとで，組織されている。[51] さんは，血中酸素濃度と酸素療法について報告したあと，続けて「トイレ」に関するトピックに移行する（10行目）。ここで，[51] さんは，「やっぱりもう」と既知のことがらであることをマークしつつ，報告をデザインしている。つまり，このあとに続けられる「もれちゃうもれちゃうはやくはやく」は，朝の申し送りにおいて，送られた内容に関する事項なのである。ここで報告されていることは，既知のことがらに照らして期待可能であり，かつ報告すべきこととして，語られているのである。こうした報告のデザインが，それぞれの患者のケアの継続性を維持することに寄与してい

る。

　ここで［51］さんは，「もれちゃうもれちゃうはやくはやく」（11 行目）を，少し急ぎ足に，F さんの様子を実演的に提示している。この実演が終わる〈1〉の時点で，［31］さんは，視線を［51］さんに向け，頷きながら，［51］さんの報告に強い関心と同意を示している。［31］さんは，そのあとただちに，「切迫尿みたいな感じ」と定式化することで，理解の候補を提示している。［31］さんは，［51］さんが頷いたのを確認した〈2〉の時点で下を向き，記録をしている。続けて，［51］さんは，「で」と前の報告に継続していることを示しつつ，「結構，たくさんでましたね」（13 行目）と尿量を報告している。

　この後，［51］さんは，F さんについての報告を終了させ，次の G さんについての報告へと移行しようとしている。［51］さんは，「G さんは」とトピック化したあと，ここでも「やっぱり」と既知のことがらであることをマークしている。この時点〈3〉で，［31］さんは，ただちに［51］さんを見て，「でも汚いんですよね」「おしっこは相変わらず」と確認を求める（17-18 行目）。ここで確認を求められているのは，今，トピック化された G さんにかかわることではないことは，［51］さんにとっても理解可能なことであった。［51］さんは直ちに「F さん？」と質問をし，それに対する「F さん」という答えを受けたあと，求められた問いに答えようとする。ここでは，［51］さんによる，G さんについての報告への移行が，［31］さんによって，引き戻されたことが見てとれる。

　［31］さんが引き戻したことからもわかるように，「おしっこの汚さ」は，報告されることが期待されるものとして，確認が求められている。また，「相変わらず」という記述句からも，これまでの F さんへのケアの継続性を強く志向していることがわかる。［51］さんは，この問いに対して，いったんは，「う::ん，そうです」と肯定的に答えたあと，「でも」という逆接の接続詞につづけて「そこま↑で-」と，「汚さ」の評価を格下げし始めている（21 行目）。［51］さんが語尾を上げながら，評価の候補を提示したのに対し，［31］さんは，［51］さんによる文が完了する前に「って，いう感じもない」と引き取っている（22 行目）。つまり，［31］さんは，［51］さんによって産出されたターンを構成する単位である文が終了する以前の場所で，後続するはずのことがらが理解できた時点で，その理解を提示して，確認を求めているのである。さらに［31］さんは，「真っ白いような，にごっているような」[4]という記述句を提示することで，確認の求めを続けている。［51］さんは，「そこまで::」と，答えを産出し始めているが，ここでも［31］さんは，「そこまで::」と引き延ばされたのを受けて（25 行目），「で

もない」と引き取っている（26行目）。ここでは，2人で1つの文を作ることで，報告されることが期待されていた「おしっこの汚さ」の評価を格下げし，確定しているのである。

　この後，「濁ってはなかったです」という報告に続けて，「で」と後続するものとしてなされている報告は，［31］さんによって強い志向のもとで聴かれている。［31］さんは，〈4〉において，［51］に視線を送り，〈5〉において，軽く身を乗り出している。［31］さんは，「きてました」と［51］さんの報告が終わった時点〈6〉で，下を向いて書類に目を落としている（28行目）。その上で「ふんふん」と理解を提示しているのである。この確認が終わるまでは，「Fさんについての報告」を終了させることはできなかったわけである。

　注意しておきたいのは，ここでの報告の実践は，朝の申し送りの時点で成し遂げられた患者ケアの継続性への志向と，観察され報告されるべきことへの規範的な期待のもとで成し遂げられている，ということだ。何かが「ない」ということに気づくことができるためには，それが「あるべきだ」という規範的な期待がなければならない[5]。第1章の「音」の経験においても，ナースコールが「鳴った覚えがなかった」と看護師が気づけたのは，「トイレにいくときにナースコースを押してくれるはずだった」という期待があったからである。この報告の実践においても同様のことが言える。この日勤のリーダー［31］さんにとって，Fさんの尿の状態は，確認し報告されるべきリストの中にあるはずのものだった。そのような規範的な期待があったからこそ，その報告がなされなかったことが，まさに「なされなかった」ものとして理解されたはずだ。だからこそ，ここでFさんに

---

[4]　ここで見られる現象は，Lerner（2004）や串田（2006）が，「協働的ターン連鎖（collaborative turn sequences）」と呼んで分析したものである。日常会話は，1度に1人の話者が1つのターン（順番）をつくり，そのターンを交替することで進行している（Sacks, Schgloff & Jefferson 1974 = 2010）。Lerner（2004）は，最初の話者が発話した1つのターンを構成する単位（本章の事例では「文」）の途中で，次の話者が，進行中のターンの形式を用い，進行中のターンと連続するものとして，進行中のターンを完了させる連携的な発話を行うことを，「先取り完了（pre-emptive completion）」と読んでいる（Lerner 2004: 226-9）。次の話者の発話（本章の事例では「って，いう感じもない？」）は，今まさに言われようとしていたことの候補として聞かれる。この発話が，最初の話者に向けて語られる場合，最初の話者が，それを承認（本章の事例では「はい」）（／拒否）する，「協働的ターン連鎖」が生じる。串田（2006）は，「（基本的な）協働的ターン連鎖」を，下記のようにまとめている。

1 X：ターン構成単位の開始
2 Y：（Xが開始したターン構成単位の）先取り完了
3 X：（Yが行った先取り完了の）承認／拒否
（串田 2006: 164）

ついての報告から，Gさんの報告へと移行する前に，Fさんについての報告を拡張する形で，この点が確認されたわけである。こうした形での確認がなされうることは，「報告」という実践が，さまざまなヴァリエーションをもって，秩序だった仕方で変形しうるものであることを示している。また，同時に，「報告」の拡張自体が，経験の浅い看護師に対して教育的な効果も持ちうるだろう。

　念のために強調しておくが，ここで報告されるべきリストと呼んでいるのは，報告という実践を自動的に規定するものではない。そうではなく，両者が「やっぱり」「相変わらず」といった記述句を用いて，過去との継続性をそのつど維持しながら，報告を組み立てているように，報告されるべきリストへの期待は，まさに「報告」という実践を成し遂げていくために用いられるリソースなのである。こうした期待をリソースとして用いながら，看護師たちは，午前中のケアにおいて経験した多くのことがらを，「報告すべきこと」と「報告しなくてよいこと」とに区別し，報告し，共有し，次に利用できるリソースとしての期待を更新していく。こうした実践の積み重ねが，複数の看護師たちが交代しながら，複数の患者に対して，それも一人ひとりの患者に対しては継続したものとして，ケアを行なうことを可能にしているのである。

5．リーダーへの報告：継続性に志向する

　Fさんについての拡張された報告が終了したのち，[51]さんは，ふたたび「Gさん :: は」と，Gさんについての報告を開始する。それが次の断片4である。

---

[5]　サックスは，「気づきうる不在（noticeable absent）」という概念を用いて，「何かがない」ということを，トリヴィアルでない仕方で主張することのできる条件について考察している（Sacks 1992 Vol.2: 35）。つまり，「Xがない」という主張を適切に行なうためには，それを他の多くの「Yがない」「Zがない」といった可能な主張と区別できるのでなければならない，ということだ。たとえば，大学の教室に講義開始時間になっても教員が来なければ，学生は，「教員が教室に来ていない」という主張を正当にできるだろう。他方で，その教室には，プロ野球選手も，アイドル歌手もいないのだが，だからといって，学生が「プロ野球選手が教室に来ていない」と気づいて，主張することはないだろう。

　同様に，この申し送りにおいても，報告されていないことは，無数にある。[51]さんは，ここでFさんについて，たとえば「痛み」についても報告していないし，「心電図」についても報告していない。しかし，そのことが[31]さんから気づかれることはない。患者の身体的・生理的情報のすべてが直接報告すべき対象となるわけではない。「尿の状態の報告がなかった」と気づくことができるということは，それがあってよかったはずだという期待と結びついている。

（断片 4：当日 12:30 のビデオ）

32 [51]：G さん :: は，あの，痰は，そこまでたくさん，
33 [31]：引けない [ですね :: 　うん　うん
34 [51]：　　　　　　 [1 回では，引けないですんけど ::，
35 　　ま，せき，う :: ん，そんなに頻回には，
36 　　今日，今は引いてないです。でも，やっぱり，
37 [31]：加湿のなんか，あれだもんね，きっと
38 　　今，例の，あれが，でてないですもんね
39 [51]：まだ，ME さん，私みてない [んですけど
40 [31]：　　　　　　　　　　　　 [う :::: ん
41 [51]：きてくれるんですよね？
42 [31]：連絡はしたって，言ってたよね
43 [51]：そんな感じで，でも内筒がやっぱりちょっと
44 　　　 [きたないっていうか，
45 [31]：[う :::: ん
46 [51]：こびりついている感じがありましたけど。
47 　　そんな感じでした。

　再開された G さんについての報告は，冒頭から，2 人で 1 つの文を作る形式が
用いられている。[51] さんによる「痰」についての報告は，「そこまでたくさ
ん」と，[31] さんによって理解がなされた時点で，「引けないですね」とすぐに
引き取られている（32-33 行目）。「ね」という助詞が使われていることからも，
[51] さんも，[31] さんも，同様に知りうることとして，理解が提示されている
と言ってよい。
　また，[51] さんが，「今は引いていないです」と報告した後，「でも」「やっぱ
り」と，やはり継続性に志向しながら，次に報告されるべきものが次に来るべき
ことを予示したさいにも（36 行目），「加湿のなんか，あれだもんね，きっと」
とすぐに次のスロットを埋めている（37 行目）。ここでも，[51] さんも，[31]
さんも，同様に知りうることとして，推論が提示されている。ここで提示された
推論のかなりの部分が，「あれ」「今」「例の」「あれ」といった指標詞によって構
成されていることは，目を引くだろう。ただし，ここでの指標詞には，いささか
も曖昧さはない。「加湿の」と「でてないですもんね」に挟まれたこの推論は，
[51] さんによっても同様に理解できるものとして，また「やっぱり」のあとに
報告されてよかったこととして，聞かれている。つまり，ここでは，（朝の申し

送りにおいて）報告された加湿器についてのトラブルを確認することがなされているのである。

　このように理解したからこそ，[51] さんは，続けて，「まだ，ME さん，私見てないんですけど」（39 行目）「来てくれるんですよね？」（41 行目）と，朝の申し送りの時点で伝達されていた内容の確認を求めることができている。ここで「ME さん」は，直前に確認された呼吸器の加湿器についてのトラブルに対応すべきカテゴリーとして，提示されている。朝の申し送りにおいては，呼吸器のトラブルへの対応を ME に連絡することは，夜勤のリーダーの [23] さんが行なうはずのこととして報告されていた。つまり，ただちに [51] さんがなすべきことではないが，[51] さんが把握しておくべきこととして，報告されていた。だからこそ，[51] さんは，[23] さんが ME に連絡したので，ME が呼吸器を調整しにくるはずだと推論し，その期待のもとで，ME を「見てない」という報告を行なったのである。ここでも何かが「ない」という報告が，「ある」はずだという規範的期待のもとで可能になっていることが見て取れる。

　また，この不在の報告は，「まだ」という現在時点までを示す時間的編成のもとで，なされている。それに対して，[31] さんは，「連絡はしたって，言ってたよね」（42 行目）と，すでに過去に「連絡」が完了されたことを提示し，連絡をしたので，「来てくれる」はずだが，「まだ」来ていない，という推論を可能にしている。したがって，「まだ」「見てない」ことが，ここでただちに対応すべきこととしては，マークされていないのである。この後，[51] さんは，「内筒」の汚れについての報告を続けている。「やっぱりちょっと」と，これまでのケアの継続性へ志向しながら，報告されるべきこととして，「内筒」の汚れについて報告し，F さんについての報告を終了させている。

　このように，[51] さんは，担当する患者 4 名についての報告を順番に続け，ケアプランについての確認を終えていた。A チームの部屋持ち看護師の [54] さんは，[51] さんの報告が終わるのを少し待っていて，その後で続けて，リーダーの [31] さんに，ある患者について短い報告を行なっていた。続けて，師長の呼び掛けにより，昼のカンファレンスへ移行し，ここで，午前中のケアにいったんの時間的な区切りが入れられることになる。

　見てきたように，午前中のケアが一通りの終わりを迎えるころ，部屋持ちの看護師たちは，それぞれリーダーに報告する機会を探し，作り出している。病棟の看護師からリーダーへの報告は，そこで伝えられるべきことがらについての期待にもとづいて，編成されている。こうした申し送りと報告の積み重ねを通じて，

空間的にそれぞれ別のところで働いていた看護師たちのワークが，それぞれの患者のケアの継続性に志向しつつ，調整されていく。こうした，申し送りと報告による，病棟の時間と空間の編成が，看護師たちが協働することを可能にする条件となっている。

　朝の申し送りのあと，病室へと赴きそれぞれの患者と出会うそれぞれの看護師たちの経験の可能性は，申し送りを通じて編成される規範的な期待によっても条件づけられていた。そして，看護師たちは多くの可能な経験のうち，報告すべきことをリーダーへと報告していく。申し送りと報告によって，病棟の時間と空間の秩序を成し遂げていくワークは，規範的な期待を利用しながら，その期待を更新していく実践なのである。このようにして，朝の申し送りから昼のカンファレンスへ向けて時間的な区切りが入れられるのと同時に，その時間的な区切りを超えて24時間途切れることのなく継続するケアが，それぞれの患者に対して提供されていくのである。

6．病棟の時間と空間の編成

　繰り返し述べてきたように，病棟での看護は，複数の参加者たちが協働しながら複数の患者に対応していく実践である。とくにリーダー看護師は，部屋持ちの看護師のワークの協調に関わっている。日勤のリーダー看護師は，医師からのオーダーを受け，夜勤のリーダーからの申し送りを聞き，それぞれの部屋持ちの看護師たちがどのような規範的な期待のもとで動くことになるのかを理解し，調整していた。それぞれの看護師たちが病室へと赴き，それぞれの患者と出会うさいに，何を見て，何を聞いて，何を感じることになるのか，それぞれの経験の可能性は，申し送りを通じて編成される規範的な期待によって条件づけられている。

　また，リーダー看護師は，それぞれの部屋持ちの看護師たちから報告を受けるさいにも，報告されるべきことを管理し，ケアの継続性への志向を維持することに寄与していた。それぞれの看護師たちは，多くの可能な経験のうち，報告すべきことを報告していく。リーダー看護師は，それらの報告を規範的な期待のもとで聞きつつ，その期待自体を更新していくのである。

　申し送りと報告によってなされているのは，単に情報を提供することのみではない。そうではなくて，規範的な期待のもとで何を経験すべきかを管理し，その期待自体を更新していくことがなされているのである。こうした経験の可能性の

条件を更新する機会が，空間的に離れた複数の病室で働く看護師たちの協働を可能にしているし，24 時間途切れることのないケアの提供を可能にしている。それぞれの看護師たちは，病棟の時間と空間を編成しつつなされる協働実践として，ケアを行なっているのである。

第 6 章

急変に対応する

1.「ノーマルトラブル」としての急変対応

　繰り返し見てきたように，病棟での看護は，複数の参加者たちが協働しながら複数の患者に対応していく実践である。本章では，こうした観点から，患者の急変に対応する事例を取り上げたい。患者の状態が急激に変化する「急変」は，対処されなければならないトラブルである。そのトラブルは，生じないことが望ましいとしても，生じることが予期され，それに対応すること自体が，組織のワークの一部になっている，そのような意味での「ノーマルトラブル」である（Button & Sharrock 2009: 64-5）。通常の組織のワークの流れの中で，「急変」は，まさにほかでもない「急変」として看護師たちに経験されていく。急変を急変と理解し対応していくのは，まさに看護師たちにとっての課題である。そのためには，看護師たちは，多くのことを見て，聴いて，考え，行ない，報告し，記録していかなければならない。それでは，看護師たちは，これらの課題にどのように答えを出しているのだろうか。

---

[1]　バトンとシャロックは，エスノメソドロジー的ワークの研究の入門書において，調査者に対して，ワークプレイスの人びとがどのように「ノーマルトラブル（normal troubles）」と「メジャーなトラブル（major troubles）」を区別しているのかに，注意を向けるよう促している。そのうえで，「ノーマルトラブル」に対処することは人びとのワークの一部に含まれているので，人びとがそれをどのように克服しているのかを理解することは，人びとがどのように自分たちのワークを組織しているのかについて，よりよく理解することを可能にする，と述べている（Button & Sharrock 2009: 64-5）。
　　こうした考え方は，ガーフィンケルの『エスノメソドロジー研究』（Garfinkel 1967）まで，遡ることができる。この著作の第 6 章「「不十分な」カルテの「十分な」組織的理由」では，「ノーマルな，自然なトラブル（normal, natural troubles）」という言葉が用いられ，病院の人びとが自分たちの活動を報告する確立されたやり方を確立しているがゆえに生じるトラブルについて，論じられている。この研究は，一見不十分に見えるカルテが，病院の慣行と実践においては，十分合理的に用いられていることを明らかにしたもので，詳細は，中村（2007a）による整理を参照してほしい。

何よりも，まず誰かが「急変」と理解される可能性のある「何か」に気がつかなければならない。そして，その「何か」に対応しようとする看護師の動きに呼応して，多くの参加者たちがそれぞれのワークを行なっていく。そのさい，誰が，どのような形で，その患者に関わるべきか，ということが，その急変対応の進行に応じて，決定されていかなければならない。また，多くの参加者たちの動きは，「急変」の起きた病室を越えて広がっていくことになるが，それらがそれぞれに協調したものとしてなされていなければならない。管理室（ナースステーション）は，こうした多くの参加者たちの対応を協調させる場所，つまり「協調のセンター」として，機能している（サッチマン 1994, Suchman 1997）。それでは，看護師たちは，どのように「急変」を「急変」として理解可能なものにしているのだろうか。これは，すなわち，どのように急変の「開始」に時間的な区切りを与えているのだろうか，という問いでもある。

　続けて，「急変」として理解された状態の患者への処置を行なわなければならない。もちろん，急変の対応それ自体は，医師の指示のもとになされるものだろう。だからこそ，看護師たちのワークとしては，まず医師に連絡することがあげられる。ただし同時に，看護師たちは，医師の指示がなされるべき環境を作り出すことも行なっている。それでは，看護師たちは，どのように対応のための環境を作っているのだろうか。

　最後に，「急変」はあくまで対応されるべきトラブルであり，看護師たちは，段階的に通常の時間の流れへと復帰していかなければならない。急変した患者の最も近くで対応していた看護師も，ある時点で，通常の時間の流れへと復帰し，病棟全体が時間の流れの共有を回復することになる。だとするならば，急変の「終了」には，どのように時間的な区切りが与えられているのだろうか。

　このように考えてみると，急変の対応は，「急変」の開始に気づき，それへの対応を遂行し，それへの対応を終了させる，といった開始から終了へと至る時間的な順序をともなった一連の流れを編成することによって成し遂げられていることが見えてくる。急変対応の時間的秩序は，通常のワークの流れに依存し，それへの復帰を志向しつつなされるものであるが，他方で，それは急変という出来事の展開に固有な時間の流れを編成することによって作られている[2]。それでは，このように病棟の時間を編成していくなかで進行していく急変対応とは，どのようなものなのだろうか。その実践のあり方を，フィールドノートをもとに記述していこう。

2. ワークの流れ

　まず，最初に通常の日勤の時間帯の看護師たちのワークの流れを追って見よう。これまで見てきたように病棟全体のカンファレンスは，8時30分から開始される。「時間になりました」という師長の言葉から始まり，入院・退院される予定の患者や救急病棟から移動してくる予定の患者が確認される。続いて，看護師から共通で知っておくべきことがらが報告され，師長から全体への周知事項が伝えられる。他に，同姓同名の患者が複数いる場合の確認などもなされる。続いて，Aチーム，Bチームごとの申し送りにうつる。各チームの夜勤のリーダーと日勤のリーダーを中心に申し送りがすすむ中で，それぞれの看護師は，自分の担当する患者へのケアの予定を立て，病室に赴く準備をする。9時頃から，看護師たちは，病室に赴き，検温や薬の配布を行なっていく。早ければ，11時頃から，午前中に行なうべきワークの終わりが見え始め，部屋持ちの看護師たちは，チームのリーダーへと報告する機会を見つけ始める。リーダーは，報告を受けつつ，12時30分のカンファレンスへ向けて準備を始める。管理室は，病室へと赴く看護師たちの活動を協調させる「協調のセンター」となっているが，とくにリーダー看護師は，部屋持ちの看護師のワークの協調に関わっている。

　この日，看護師［25］さんは，Bチームのリーダーであると同時に，5号室と3号室を担当していた。筆者は，リーダーとしての［25］さんの動き方を見せてもらい，もう1人の調査者Nは，師長の動き方を見せてもらうことになっていた。［25］さんは，Bチームの申し送りを終えたあと，管理室にて，ワークシートに書き込みを行ないながら，病室へと赴く準備をする。ワゴンに，部屋別ワークシート，血圧計をのせ，聴診器を持ってくる。準備しているそのあいだにも，メッセンジャーへと電話した内容をチームの看護師に伝えるなど，さまざまな業務をこなしていく。準備を終えたところで，［25］さんは，5号室に赴く。

　さらに同日，5号室のHさんは，10時から検査（EPS：電気生理学的検査）を予定していた。［25］さんは，まず，Hさんのところにいき，あいさつをする。

---

[2]　本章における時間の編成についての考え方は，Garfinkel（1964 = 1989）に負っている。また，急変の「開始」局面についての分析は，Schegloff & Sacks（1973）による会話の終了の分析に着想を得ている。時間的秩序に着目したエスノメソドロジー的ワークの研究としては，Lynch et al.（1983）を参照。また，看護ケアの時間的秩序に着目した研究としては，Reddy et al.（2006）を参照。

つづけて，今日検査があることを伝え，血圧をはかる。薬を飲んだことを確認する。「朝はやっぱり気持ち悪い？」と聴く。脈もうつ回数が少ないようだ。「検査だから来てもらいましょうか」と家族（夫）への電話をすすめる。Hさんから苦しいところを見られたくないという主旨の返事を聴く。

　検査を行なうためには，階下にある検査室へとエレベーターを利用して移動しなければならない。予定の10時に向けて，［25］さんは，車椅子の準備をすすめる。9時50分，［25］さんは，「じゃ，いきましょう」といって，Hさんの車椅子を押して，5号室を出て，検査室へいくためのエレベーターへと向かう。

　その後，管理室に戻ってきた［25］さんは，病室の患者のところへ向かう準備をする。その間にも，麻薬を管理する鍵の受け渡し等，リーダー業務を流れの中で行なっている。続けて，［25］さんは，5号室と3号室の受け持ちの患者の処置を行なっていく。Hさんの検査の時間が終わりに近づいたのか，管理室から出てきた他の看護師が，3号室の［25］さんに，「55分でお迎えお願いします」と声をかけていく。［25］さんは，他の患者への処置を終わらせ，Hさんを検査室に迎えにいく準備をする。準備が終わると，筆者に向けて「お迎えにいってきます」と説明をしつつ，エレベーターの方へと向かった。実際には，まだ検査に時間がかかっており，いったん管理室に戻ったため，Hさんが病棟に帰ってきたのは，もう少し遅くなったようだ。

　そのうちに部屋持ちの看護師たちの午前中の処置も，しだいに終わりが見え始める。11時30分には，［25］さんは，管理室で，チームの看護師［46］さんの申し送りを受けていた。本来ならば，ここから少しずつ午前中に行なう処置が終わり，リーダーへの報告がなされ，カンファレンスへ向けて，時間の区切りがつけられていく。その時点で，Hさんの急変が起こった。

3．急変対応の「開始」の開始

　急変の対応は，誰かが急変の可能性のある「何か」に気づくことから始まる。このとき，最初に気づいたのは［25］さんだった。11時50分，［25］さんは，ナースコールに呼ばれて，5号室へと赴く。コールに気づいたとき，［25］さんは，Hさんの急変をいちはやく察知したようで，Hさんの表情を見ると「気持ち悪いですか」と声をかけ，すぐに血圧計で血圧をはかり始めた。そして，5号室に入ってきた看護助手さんに，「他に看護師呼んでもらえますか」と依頼する。応援を依頼するためにナースコールも押したようだ。呼吸器・循環器病棟の管理

室は，非常に多くの音が鳴っている空間である。ナースコールや心電図モニターのアラームなど，多岐にわたる音を，複数の看護師たちが同じように聞いているわけではない。後日のインタビューによれば，［25］さんは，検査室にHさんを迎えにいったときから，血腫ができているのを知って，急変のリスクがあるから注意しなければ，と考えていたようだ。むしろ，［25］さんは，Hさんからのナースコールを，一定の予期のもとで聴いたからこそ，血圧を計るなどの対応へと非常に早く移行することができたのだろう。コールを聴くという［25］さんの経験は，検査室でHさんを見た経験に後続する時間的な予期のもとで編成されているのである。

　通常，病棟の時間の流れの中では，複数の看護師たちは，それぞれがそれぞれのワークを行ないつつ，居合わせることになる。つまり，病棟全体としては，1つの焦点に志向が集中しないという意味で，「焦点が定まらない集まり」が形成されている。その中で，看護師たちのそれぞれのワークに合わせて，複数人を巻き込んだ「焦点の定まった集まり」が形成されていくことになる（Goffman 1963 = 1980）。看護師たちは，それぞれの担当の患者さんたちの処置を一定の時間内に行なうように，それぞれの時間の流れの中で，柔軟にそれぞれの仕事を補い合っていく。

　しかし，急変が起こると，病棟の看護師たちの志向の一部が，Hさんに対する処置へと集中していくことになる。何人かの看護師たちは，急変対応に移行する［25］さんの姿にすぐに反応した。このとき実習生を指導しながら急変に対応することになった［03］係長は，後日のインタビューにおいて，［25］さんがナースコールを取った時点で異変に気づいていたことについて，振り返りながら語っていた。[3]続けて，［03］係長は，［25］さんがナースコールに応じる際に血圧計をもっていったこと，応援のナースコールを受けて自分と実習生がかけつけたこと，救急カートを持って移動する［25］さんの動きで隣の部屋にいた2人のチームメンバーが一緒にきてくれたことなどを，順序立った一つの物語として語っていた。他のチーム看護師にとっては，検査室でのHさんを見ていた受け持ち看護師の［25］さんほどには，急変の予期が働いていたわけではないだろう。ただ

---

[3]　［03］係長へのインタビューによれば，ナースコール自体は，「汗をふいてほしい」という内容のものだったようだ。検査の直後に汗をふいてほしいというナースコールがあった時点で，［25］さんは，「このナースコールはおかしい」と気づいていたのだという。［03］係長は，「直感」だったのか［25］さんに聞いてみたいと述べていたが，ここで［03］係長が「直感」という言葉で探り当てようとしている［25］さんの判断こそ，本章で見る時間的な予期のもとで達成されているものである。

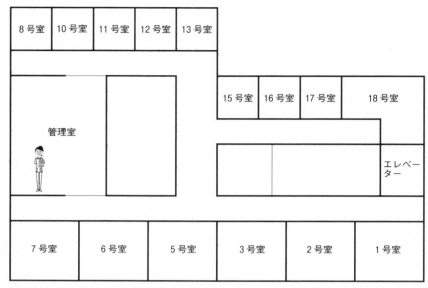

図 1　呼吸器・循環器病棟見取り図

それでも，救急カートをもって移動する［25］さんの行為は，チームの看護師たちが，急変に気づき，関わっていくことを可能にしたのである。［25］さんの動きに反応して，複数の看護師がHさんの処置へと関わっていくとき，急変と，それへの対応は，多くの看護師を巻き込んで焦点を形成していく主要な目的になっている。

　［25］さんの動きには，病棟の師長もすぐに反応したようだ。師長のワークを見ていた調査者Nは，そのときの師長の様子をフィールドノーツに記録していた。電話をしていた師長は，管理室からいったん電話を持ったまま，様子を見に管理室の入口まで出てきた。そのまま，「じゃあ，1回切りますね」といって電話を切った。話している電話先は，救急病棟のようだ。この病院の場合，救急病棟に入院した患者が，処置を受けたあとに時機をみて別の病棟に移動する，ということがある。病棟の師長は，自分の管理する病棟の空きベッド数を把握し，救急病棟から受け入れることのできる患者数を決める必要があるのだ。［25］さんは，5号室と管理室の間にある廊下へと出てきて，「Hさん，EPS後に血腫ができていて，今，血圧が低くなって……」と説明し，また戻っていった。注目すべきことに，［25］さんのワークを見ていた調査者Mが，師長のワークを見ていた

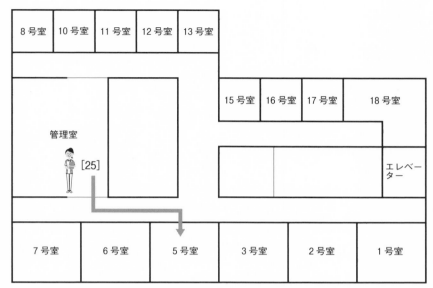

図2　担当看護師の移動

Nに，廊下で出会ったとき，今，病棟に何が起こっているのかを，お互いにそれほどの齟齬なく把握していた。もちろん，Nは，病室でHさんの急変に最初に対応した［25］さんの動きを見ていなかったのだが，師長が［25］さんの動きや報告をもとにHさんの急変をどのように把握していったかについては，Mよりもよく見ていたのである（師長がどのような展望のもとで急変対応に関与していったかについては，続く第7章で詳述する）。

　一方，急変に対応しようとする［25］さんの行為に応じて，5号室には，［03］係長，［38］係長と他に2人のBチームの看護師が集まってきた。［38］係長と［44］さんが心電図モニターを用意するなど，それぞれHさんの急変への対応にかかわっていた。［25］さんは，いったん［03］係長にその場をまかせて，管理室で医師にコールをしてから，また5号室に戻ってきた。［25］さんへのインタビューによれば，急変に気づいたあとに，まずなされるべきことの1つに，医師，および患者の家族への電話がある。患者の家族には，別の看護師があとで電話していたようだ。［25］さんは，医師が来ることを告げつつ，その集まりの中に入ると，Hさんに，「わかりますか」「だいじょうぶ」と声をかけていく。まもなく，1人の医師が入ってきて，Hさんの処置を行ない始めた。入ってきた医師

は，すぐに処置を始めることができたが，そうした環境を作り出すのも看護師たちのなすべきことである。

4. 急変対応の「開始」の終了

[25] さんたちの動きで，Hさんの急変を察知した師長は，11号室を確認したうえで，そのままHさんのベッドサイドへと赴いた。師長さんは，[03] 係長に，「11号室空けて移れるようにしておいたから」と伝えた。急変への対応にともない，個室へ移動できるように，11号室を確保したのだろう。そして，医師を中心にした急変対応が進められていくある段階で，「もし何かあったら，呼んでください」と言って管理室に戻っていく。Hさんに向けられた師長さんの志向は，病棟全体の管理へと引き戻される。一定以上多くの看護師たちの志向が，1人の患者さんのみに集中することになれば，その他のワークが滞ってしまうことになりかねない。そうならないように，志向の分配を行なうことも，師長のワークの1つである。

師長のワークを記述していた調査者Nのフィールドノートには，師長が「あとは，任せておこう」と呟き，管理室に戻ってから，「やっぱり個室使うことにしましたから。すみません」と，先ほどの救急病棟に電話をかけていたことが記されている。救急病棟から患者を受け入れることができるようにベッドが確保されていたが，急変によって変更されたのだ。また，管理室では，他の看護師が，Hさんのご家族にも電話をかけていたようである。管理室での師長のワークは，急変対応を行なうチームがHさんを病棟内で5号室から11号室へと移動させることを可能にしている。管理室は，他の病室での看護師たちの活動を協調させているという意味で，協調のセンターとして機能している。そして，この活動の協調は，救急病棟から各病棟への移動の管理という，病院全体のベッドコントロールの一部としてなされていることも注意しておきたい。

最初に述べたように，急変は，生じることが予期され，それに対応すること自体が，組織のワークの一部になっている「ノーマルトラブル」である。そして，急変への対応は，非常に精密に編成されている。注意深く見ていくと，急変対応には，一定の「開始」の局面があることに気づかされる。つまり，最初に [25] さんが急変に気づいた時点から，病棟の多くの看護師たちの志向がHさんに対する処置へと集中したのち，医師がすぐに処置できるように準備がなされ，必要な看護師だけが対応にあたるように病棟の秩序が編成された時点で，対応への

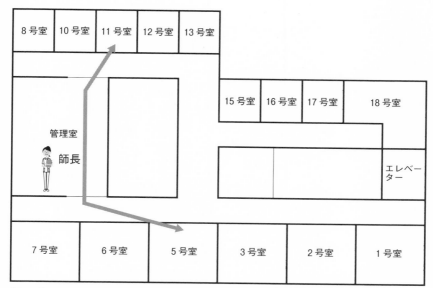

図3　師長の動線

「開始」の局面が時間的に区切られていることがわかる。

　何よりも，一定以上多くの看護師たちの志向が，1人の患者のみに集中し続けることになれば，その他のワークが滞ってしまうことになりかねない。そうならないように，志向の分配を行なうことも，師長のワークの1つであった。急変対応の「開始」局面は，このように，ある看護師の気づきから始まり，次々と他の看護師を巻き込んでいく。そして，必要な看護師のみを残して，師長はじめ病棟の看護師たちが通常のワークの流れに復帰していくとき，急変対応の「開始」局面が終了することになる。

5．急変対応の「遂行」

　5号室では，［25］さんに呼ばれて入ってきた医師を中心に，Hさんの状態に対して対応していく方針が決められていった。すぐに，医師は，CT検査をすることをHさんに説明し，Hさんと急変に対応する医療者たちは，エレベーターで検査室へと移動することになった。そして，複数の看護師たちの協働実践は，こうした医師の指示にもとづく処置を実現できるような環境を作り出していく。

Hさんを担当していた看護師として，最も近くにいた［25］さんは，Hさんへの酸素供給を確保しようとして，必要な物品の準備を［46］さんに依頼していた。あるいは，［25］さんが，薬品の準備を行ない，［46］さんがダブルチェックを行なっていた。また，その［25］さんたちのワークを支えるように，［03］係長は，5号室から検査室への移動を見据えて，Hさんをのせたベッドがスムーズに移動できるよう，いくつかの指示を出していた。たとえば，［03］係長は，移動中の酸素供給を確保するために，「ボンベ持ってきて移動用の」という指示を［42］さんに出していた。また，［03］係長は，Hさんがベッドに乗ったままエレベーターまで移動できるように，看護助手さんに指示を出していた。他のベッドや配膳車を動かすことによって，移動経路が確保されていった。そして，そもそも5号室から検査室へ移動し11号室へ戻る，というプラン自体が，師長のワークによって，可能になったことでもあった。5号室から，エレベーターで検査室へという急変対応の遂行は，こうした一連の看護師たちの協働実践によって成し遂げられている。

　もちろん，急変対応の遂行自体は，医師による指示のもとに進められていくものだ。看護師たちのワークも，原則として，医師の指示の延長線上に置かれるべきものとして，編成されている。ただし他方で，看護師たちのワークは，医師の指示が置かれるべき場所を作りだすように，環境を構造化していく。電話を受けてかけつけた医師は，ただちにHさんの状態に向かい合うことができた。また，必要な物品の準備をすすめたり，移動用のボンベや移動経路を確保したり，といった看護師たちのさまざまなワークが，医師の指示の延長線上に位置づけられるプランを実現してくための条件を作っているのだ。

　以上のさまざまなワークの積み重ねのうえで，ベッドに乗ったHさんは，5号室から検査室に移動することになった。次に，Hさんが，医療者たちにつきそわれ，病棟に戻ってきたのは，12時半を少しすぎた頃だった。エレベーターで戻ってきたHさんは，そのまま11号室へ入ることになった。医師，［25］さん，［03］係長，実習生2人がつきそっていた。医師が，Hさんの「いつも」の状態を，［25］さんに尋ねていた。［25］さんは，「透析のときにふるえちゃったり」と例をあげることによって，「いつも」の状態を示していた。［03］係長と［25］さんは，管理室に行き，心電図モニターを確認できるように設置していった。Hさんの状態は，ふたたび管理室においても，モニターできるようになっていく。

　12時40分，Hさんの夫が到着した。11号室前の廊下で，看護師さんの誰かが，やや大きな声で「Hさん，今，検査に行ってたんですよ。帰ってきたとこ

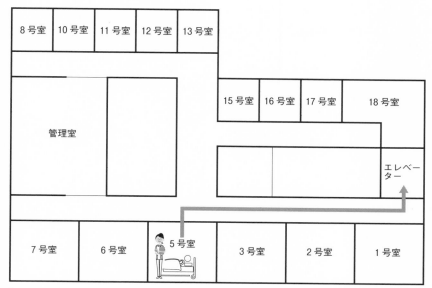

図4　5号室からエレベーターへHさんの移動

ろ」と話しているのが，管理室にいる調査者Mにも聴こえた。もちろんこの発
話は，家族に向けられているのだろう。ただし，この発話は，管理室にいた師長
にも聴こえ，「あ，ご家族来たね」という反応をうながしていた。複数の看護師
たちが居合わせる病棟の実践においては，1人の看護師の発話に対し，その発話
が向けられていない人が，それを聴いて何らかの反応を返すことは，ありふれた
ものとして，多岐にわたるヴァリエーションのもとで，頻出する。また，管理室
が空間的にセンターにあることにより，外からの来訪者を把握できるようになっ
ていることも確認しておこう（Wakefield 2002）。

　11号室前の入り口付近では，医師が，夫に対し，Hさんの現在の状態につい
て説明をしていた。それが終わったあと，［25］さんは，病室の外で待つ夫に，
Hさんが，夫に大変なところを見せたくない，と言っている旨のことを，それと
なく伝えていた。［25］さんは，問題がないことを確認したうえで，夫を11号室
の中へ案内していた。ここでは，看護師による働きかけが，医師の説明の前後に
おかれていることに注目しておきたい。ここでも，患者の家族に対する説明の骨
格は，医師によってなされている。Hさんの状態やその原因についての医学的な
説明は，医師によってなされるべきものだろう。他方で，看護師たちのワーク

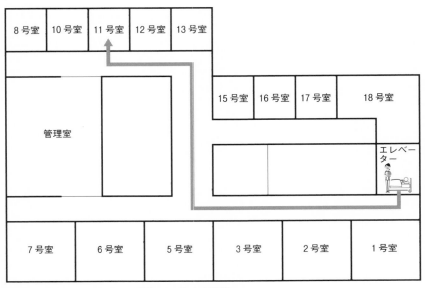

| 8号室 | 10号室 | 11号室 | 12号室 | 13号室 |

| 15号室 | 16号室 | 17号室 | 18号室 |

管理室

エレベーター

| 7号室 | 6号室 | 5号室 | 3号室 | 2号室 | 1号室 |

図5　エレベーターから11号室へHさんの移動

は，医師のその説明が行なわれるべき場所を作り出している。患者の家族は，看護師による働きかけの間で，医師の言葉にであうことになる。その意味では，家族に対する説明がチーム間の分業のもとで成し遂げられているのである。

6．急変対応の「終了」

　急変への対応は，中心となって対応していた看護師が通常のワークの流れに復帰していくことによって，「終了」局面へと移行する。[25] さんは，5号室へ赴き，他の患者に，騒がしかったことを詫び，もう落ち着いたと話していた。そして，患者に食事を運び，5号室でHさんが使っていたモニターを所定の位置に片付けた。[25] さんが，通常のワークの流れに復帰したとき，急変対応の遂行自体には，時間的な区切りが付けられたことになる。

　管理室では，師長が，カンファレンスへの移行を促していた。師長は，ちらっと時計を見ながら，「あっ，もう12時半過ぎてるよ。カンファレンスはできる？」とフロアに向けて発話していた。現在の時間が，通常のワークの流れにおいて予定されている時間から，過ぎていることをマークしているのである。12時45分，

この日の司会を務める［31］さんが、「カンファレンスを始めます」と述べる。最初の時点で、参加できているのは4名程度だった。通常の病棟の時間の流れに復帰するように、テンポよく短く進んでいった。また、カンファレスがなされているすぐ隣では、［25］さんは、医師にHさんの足の痛みについて質問していた。カンファレンスの進行と、Hさんの状態を確認することが、同時進行的に進んでいく。

　［31］さんが、「各チームからはどうですか？」と、チームからの報告をうながす。次第に少しずつスタッフが集まって来ていたが、皆立ったままで話し合っている。Aチームのリーダーである［38］さんは、「特にありません」と報告する。つづいて、Bチームのリーダーである［25］さんは、次のように、Hさんのことを報告した。

　「Hさんですけど、EPSしたとき出血したので、圧迫固定して帰って来たんですけど、さっき静脈刺激で副交感反応をしたためか、血圧が下がって脈も触れにくくなって、急きょCTをして、血栓など飛んでないかを確認しました。今は、アトロピン使って、血圧も140まで戻りました。17時まで安静になっています。」

　続けて［25］さんは、「ご主人も17時まで付き添って下さるそうなので、大丈夫だと思います」と述べ、「部屋（の担当）はこのままで大丈夫？」という質問にも、「大丈夫です」と答えていた。また、急変に対応した関係で、他の患者さんのアブレーション（不整脈の治療法）が13時から13時30分に変わったことを、報告していた。［25］さんが報告しているそのすぐ隣でも、医師と看護師のあいだでHさんの状態を確認するような発話がなされている。［25］さんによるBチームからカンファレンス全体への報告が、カンファレンスの進行と、Hさんの状態を確認することの結節点となっているのだ。司会の［31］さんが「これでカンファレンスを終わります」と述べ、カンファレンスは終了する。

　カンファレンスの終了直後、［03］係長と［25］さんが、短い会話をしていた。［03］係長は、「ご主人にいてもらうように頼んだわ、ドクターがくるので、17時まで」と話し、［25］さんは、その報告をうけて「17時に安静解除」と確認していた。後日のインタビューでは、［25］さんは、Hさんについては、「安静解除が終わるまでは、自分がちゃんと見た方がいいなと思ったし、見ていたいとも思った」と話していた。［25］さんは、その日担当していて、経過も知っていること、また、その日は自分が担当する部屋が少なかったので、リーダー業務を行ないながらHさんの担当を続けても大丈夫だと考えたことなどを、述べていた。「17時まで安静」というのは、Hさんの急変対応に後続して設定された時間の区

切りである。この「安静解除が終わるまで」の時間を，［25］さんは，カンファ
レンスの時点で，先取り的に自らの通常のワークの流れの中に位置づけている。
そのうえで［25］さんは，自分の担当した患者を安静解除まで見ることを，「大
丈夫だと思います」と述べることで自らの通常のワークとして引き受けている。
そして同時に，まさにこのことによって，急変への対応の「終了」局面に一定の
区切りがつけられる。カンファレンス終了の時点で，病棟全体が，通常の時間の
流れの中に復帰したのである。

7．病院の時間と空間の編成

　最初に述べたように，急変は，それに対応すること自体が，組織のワークの一
部になっているという意味で，「ノーマルトラブル」である。看護師たちは，急
変を急変と理解し，対応していく，という課題に，どのように応じていただろう
か。本章では，これらの課題に応じていくための「人びとの方法論」を記述して
きた。そこから見えてきたのは，急変への対応が，病棟における時間と空間の編
成にかかわるものだ，ということだ。急変がまさに「急変」として経験されてい
くなかで，病棟の看護師たちの志向の一部が，1人の患者に対する処置へと集中
していく。他方で，一定以上多くの看護師たちの志向が，1人の患者のみに集中
しすぎないように，特定の看護師たちに対応がまかされていく。中心になって対
応していた看護師が，通常のワークの流れに復帰し，病棟全体の時間も，通常の
時間の流れに復帰してゆく。急変対応は，まさに「開始」局面と「終了」局面に
区切りを入れながら，病棟の時間の流れを編成することによって，成し遂げられ
ている。
　また，病室で起った急変に対応するためには，多くの看護師たちのワークが協
調されていなければならない。管理室でのワークが病室で急変に対応している
チームのワークを可能にするという点で，管理室は「協調のセンター」としての
機能を果たしている。そこでのワークは，病室と検査室の間での患者の移動を可
能にしているだけでなく，病院全体のベッドコントロールとも結びついてなされ
ていた。1つの病室で起きた1つの急変に対応するためにも，病院全体の空間的
配置の編成がかかわってくることが見えるだろう。
　ここでなされていた時間と空間の編成は，それぞれの看護師たちのさまざまな
ワークの協働的な実践の積み重ねのもとに成し遂げられていたものである。それ
らの1つひとつは，その実践に参加するものたちにとっては，ありふれたもので

あるのかもしれない。他方，筆者たちは，フィールドの時間の流れに身を置きながら，そこで生じる現象の側から学ぶことで，急変が「急変」として理解され，すみやかに対応されていくことを，「見る」ことができた。その意味では，本章の記述は，筆者たち自身に対してなされたインストラクションの記録でもある。

第 7 章

病院全体のバランスを見る

1. 「あとは，任せておこう」というつぶやき

　本章では，前章（第6章）で紹介した急変という出来事に対し，師長がいかな
る展望のもとでこれに関与していたのか，また，この出来事を振り返った語りを
もとに，師長がいかに実践をしているのかを記述する。

　その日，調査者 N は，[37] 師長に同伴して，フィールドワークを行なってい
た。午前 11 時半過ぎ，そろそろ日勤の看護師が昼の休憩に入る時間だ。[37] 師
長は，ナースステーションで明日，明後日の勤務表を見て，リーダーなどの役割
を割り振りながら，救命救急センター病棟（救命救急センターと ICU の機能を
併せ持つ病棟，以下，救急病棟）の患者をモニターで見ていた。^[1]

　そのとき，電話がかかってきた。これを受けた [37] 師長は，3 名の患者の名
前とそれぞれの状態をメモに書きとっていく。話の内容から，救急病棟からの電
話であることがわかった。すでに [37] 師長は，この病棟に入院している患者を
モニターで確認しており，その情報と照らし併せて，救急病棟の師長と自らの病
棟で受け入れる患者の相談をしていた。まさにそのとき，ナースステーションの
動きが大きく揺らいだ。

（断片 1：11：50 のフィールドノート）
[25]：【救急カートを持ってナースステーションを出ていく。】
[37]：【電話を持ったまま，ナースステーションの入口まで出て，様子を見る。】

---

[1]　救急病棟から患者を受け入れるために，毎日のように師長やリーダーがこの病棟の状況をモニ
　　ターで確認していた。さらに，病棟の患者が重篤な状態に陥ったときなど，この病棟へ患者を送
　　り出すことを行なっていた。この動きは，他の病棟でも行われていることのようだ。そのため，
　　救命救急センター病棟が，ある意味で病院の要となっていると考えた。これを確かめ，さらにこ
　　こでの看護を探究するために，次のフェーズの研究では，救命救急センター病棟および外来を調
　　査場所とした。

じゃあ，1 回切りますね。

[25]：【[37] 師長のところに戻ってきて，】患者 H さん，EPS（カテーテルを用いた心臓の検査）後に血腫ができていて，今，血圧が低くなって……【と報告して，ふたたび病室へ戻って行く。】

[03]：【[25] さんに続いて，H さんを見に行く。】

[37]：【11 号室（個室）を見に行く。そのまま H さんのベッドサイドへ。】[03]（係長）さん，11 号室空けて移れるようにしておいたから。【そう言って，ナースステーションに帰りながら】あとは，任せておこう【とつぶやく。ナースステーションに戻って（救急病棟師長へ）電話をする。】やっぱり個室使うことにしましたから。すみません。

　この場面は，検査後に血腫ができて血圧が下がった H さんの急変に，看護師 [25] さん，[03] 係長らが対応し，[37] 師長が個室を確認してそれが使用可能であることを告げに行き，その後ナースステーションに戻って救急病棟の師長に，救急病棟から受け入れようとしていた患者の個室を病棟で使用することになったと伝えている場面である。このとき調査者 N は，[37] 師長がナースステーションに戻りながらつぶやいた「あとは，任せておこう」という言葉が気になった。近くにいて一緒に動いてなければ気づかないようなつぶやきだったが，これには師長のある意思，そして師長の実践の特徴が現われているように思われた。[2]

　本章では，このつぶやきを手がかりにして，師長の実践がいかに成り立っているのかを記述したい。

2．病棟管理者である師長の実践

　看護師長については，これまでに役割や役割行動を探究した研究がいくつか見られる。たとえば，平田・戸梶（2013）は，病棟看護師長の管理業務一覧表をもとに質問紙調査を行ない，師長の 11 の役割認識とこの認識に基づく役割行動を 5 つに分類した。[3] 奥ら（2010），および奥ら（2011）は，看護管理者に標準的に必要とされるマネジメント能力を示した自己評価指標を，経営理論とサービスマ

---

[2]　Goffman（1989 = 2000）は，フィールドワークにおいて調査者は，単に調査をする場所に入り込むだけではなく，「反応を交わし合う円環の中」に侵入し，その円環構造の一部になるという。この立場において，人びとのつぶやきなどに出会うことも可能になる。

ネジメント理論をもとに作成した。この報告でも，網羅的に管理者の実践評価の指標[4]が整理されている。手島（2009）は質的研究によって，看護師長が病棟の業務改善に対処するためにその経過を通して蓄積し，使用した8つの暗黙知を見出した。

　これらの報告から，看護師長の役割や能力，知恵などを概観することはできるが，たとえば，役割認識から役割行動がいかに形づくられ，またその管理実践がいかなる文脈において達成されているのかについては言及されていない。

　調査者Nがフィールドワークで注目した「あとは，任せておこう」という師長のつぶやきと関連のある研究成果もある。先に紹介した手島（2009）は，【変化につながる鍵】という暗黙知のサブカテゴリーである〈スタッフの力量〉が，業務改善において看護師長がスタッフに"任せられる"と認識する手がかりになっていたと記述している。このスタッフに"任せる"という師長の暗黙知は，奥らの研究では「スタッフの能力を生かすこと」という表現で，さらに師長の管理行動を看護師の視点から探究した長内ら（2009）の研究では，「育成」という管理行動において「仕事を委任し，仕事の幅を広げさせ，部下を育成する」こととして説明されている。

　しかし，先に紹介した「任せる」は，スタッフの能力の向上に向けた働きかけという意味であるよりも，むしろ［37］師長が自らに向けた言葉であるようにも思われる。B. ディエルクスら（Dierckx et al. 2008）は，臨床におけるリーダーシップの育成に関する研究において，個人の成長は，個人がより自覚的に自らへの批判的な視点を持つことによって実現するが，病棟師長はその技術を，自己の長所と短所，リーダーとしての役割，組織の中の機能を知ることにおいて達成していたと述べている。

　このように見てくると，［37］師長のつぶやいた「あとは，任せておこう」は，スタッフの能力を評価して育成しようとする方向のみを意味しているわけではない。また，自己の認識や役割，機能のみに向かっているわけでもない。このつぶやきは，スタッフが対応している急変という状況に否応なく応答する自らの行為や自己の傾向に向けられた，スタッフの能力や状況と師長自身の応答とが切り離せない次元の営みの中で発せられた言葉であると考えられる（門脇 2010）

---

［3］　5つの役割行動は，【ケア提供者役割行動】【組織管理的役割行動】【人的資源管理役割行動】【安全管理者役割行動】【教育的役割行動】である。

［4］　「評価」「動機づけ」「教育」「コミュニケーション」「組織」「安全」の6つの大項目が設定されている。

それゆえここでは，この師長の言動や行為と看護スタッフの能力や彼らが参加する状況を独立したものとして考えることを棚上げし，彼らが参加する事象それ自体がいかに生じているのかを，言い換えると，文脈の中で師長の実践がいかに成り立っているのかを丁寧にひも解いてみたい。

3．ばっと情報が入る

　急変が起こっているその場からナースステーションに戻る際，［37］師長がつぶやいた「あとは，任せておこう」。このつぶやきが気になったため，同伴した2日後に，この言葉とスタッフの見方などについてインタビューを行なった。
　その入り口の問いは「2日ぐらい前のあの急変がたくさんあった日もあったんですけれども，……ああいうときにどんなふうにスタッフですとか患者さんの状況をご覧になっているのか」であったが，続けて「たとえばHさんのところに行って，［03］係長さんにお部屋を空けたから移動させて向こうで使ってねと言った後に，ナースステーションに戻りながら，「あとは，任せておこう」とかいろいろおっしゃっていたこともあって」と，フィールドワークをしながら気になったことも伝えた。
　質問に対して［37］師長は，「私がということですか」と質問に応じる視点を確認しつつ，インタビューの日の朝の出来事から語り始めた。

（断片2：インタビュー）
［37］：えっと今日でいうと，たとえば，なんていうのかな，今日あたりはちょっと全体的に患者さんの雰囲気は落ち着いていますよね。だいたい朝病棟に来ると，問題がありそうな患者さんの情報ってすぐ相談で声がかかるんですね。なので，不穏で部屋を動かした方がいいとか，やっぱり状態がよくないとか，何らかのベッドコントロールが必要な情報とか，まああとはインシデント，アクシデントの情報とか，クレームの情報とか，まあとにかく私に知らせた方がいい，何かこう動いてもらった方がいいということと，あとは共通の情報として知っておいてほしいものっていうのは，朝来ると，たいがい情報が深夜のナースからばっと入ってくるんですね。

　［37］師長が最初に注目したのは，病棟の患者さんの「全体的」な「雰囲気」である。ここで［37］師長は，この雰囲気をどのように感じ取っているのかを

語っていく。その内容の焦点は，「今日あたり」と濁されているが，漠然と今日が想定されているのではない。その後，「朝病棟に来ると」という場面の例を挙げ，またそれが現在形で語られていることから，ここでの今日は，朝病棟に来たそのときに落ち着いていたというだけでなく，その際の深夜勤のナースからの情報，つまり夜勤の間のことから，その後，このインタビューを始める前までの現在の状態が，今日「あたり」という表現で語られているのである。朝の状態のみを示すのであれば「あたり」を加える必要はなく，またすでに過ぎ去った時間は過去形で語られるだろう。

　続けて［37］師長は「だいたい」と言い，朝病棟に来た時に深夜看護師と取り交わされることにも言及する。この「だいたい」という語での修飾は，この後に語られた事柄が，おおむね毎日行なわれていることを意味している。

　ここまでは，インタビューの最初に語られたわずかな内容であるが，「どんなふうにスタッフや患者さん」を見ているのか，という質問に応じようと，［37］師長は，「今日あたり」から話し始め，その流れで「だいたい」いつも為されていることに言及した。つまり，ここで［37］師長が語った，「今日あたり」は，「だいたい」いつもしていることによって把握されていることであり，それゆえ連なって語られたのだ。

　では，その把握の仕方を見てみよう。ここで［37］師長は，「朝来る」を2回繰り返し，自分が病棟に来るや否や起こっていることを強調する。そして，「情報が深夜のナースからばっと入ってくる」という感覚をともなう経験を表現する。この語りより，病棟の「患者の雰囲気」は，［37］師長がナースステーションに来るや否や勢いよく入ってくる情報と共に感じられる。さらにここでの情報は，「問題がありそうな患者さんの情報」「私（師長）に知らせた方がいい，何かこう動いてもらった方がいいということと，あとは共通の情報として知っておいてほしいもの」，つまり夜勤看護師が［37］師長に何らかの対応を期待していること，という意味をあらかじめ持っている。先取りになるが，この「期待」については，後に［37］師長が自らの実践と関連づけて自覚的に語る。

　調査者Nのフィールドノートには，このときの状況が次のように記録されていた。

（断片3：フィールドノート）
【師長がナースステーションに来るとすぐ，夜勤リーダー2人が師長の方に視線を向け，師長が休憩室に荷物を置いて出てくると，すぐさま歩み寄って，報告を

し始める。】

　フィールドノートと併せると，［37］師長の語った「ぱっと入ってくる」という感覚的経験は，夜勤看護師の視線，すぐさま歩み寄るという振る舞いとその勢いが内包された表現であったと言える。

4．入院予定と救急病棟をぱっと覗く

　ナースステーションに来た［37］師長は，荷物を置くと，定位置であるナースステーションから廊下を見渡すことのできる場所に立ち，患者情報が映し出されているコンピュータのモニターを見ながら，入退院の書類などを確認し始める。そのときに行なっていることは次のように語られた。

（断片4：インタビュー）
　［37］：でそれを，それと一応今日の入院予定と救急病棟の部屋だけ，ぱっと覗くんですね。
　　［N］：あ，なるほど。
　［37］：そうなんです。そうすると，救急病棟に循環器，呼吸器の患者さんがいたら，そして（病床）埋まった状況がもう10床以上空いてなくて埋まっていて，もう少ないとなったら，取らなきゃいけないというのが。
　　［N］：先週も，2日前も，もう（救急病棟の状況を）チェックしていますと電話で（救急病棟の師長に）おっしゃって。
　［37］：はい，もう取るというのを前提に。そうすると，うちが取れないとなったら，うちから呼吸器，循環器以外の内科の患者さんを動かしてでも，やっぱり出すときには出すっていうことになるので，（略）当番日だったら10床空けるというのがルールなので，動かせる患者さんとかっていうのを一応チェックして，もしその人を取るのであれば，誰か動かさなければいけないということを考えないといけないので，あのチェックするんですけど……。

　ここで［37］師長は，「一応」「入院予定と救急病棟の部屋だけ，ぱっと覗く」と語っている。「だけ」「ぱっと」という表現から，この段階で為されていることは，十分に把握するというよりも，瞬時に，入院患者と救急病棟の「循環器，呼

吸器の患者さん」「だけ」に注意を向けていることを意味している。その際，救急病棟に該当の患者さんが「いる」ことと，救急病棟のベッドが「10床以上」空いていないことが，[37] 師長をして彼女の病棟に該当の患者さんを受け入れることが促される。他方で，「うち（の病棟）が取れない」，つまり [37] 師長の病棟の病室が空いていない状態にあるときには，病棟の「呼吸器，循環器以外の内科の患者さん」を別の病棟へ「出す」「動かす」ことが思考される。これらが，[37] 師長が勤務を開始してすぐに，コンピュータのモニターを覗き込むことにおいて行なわれていた。

　ここで語られている師長の振る舞いは，次のようにフィールドノートに記されていた。

（断片 5： 8：28 頃のフィールドノート）

[37]：【ナースステーションのカウンターの前で，立ったままの状態で，「発展看護実習について」と「申し送り簿」をざっと見て，「勤務担当表」を眺める。その後，再度「申し送り簿」を確認する。この間，モニターの「入退院患者」「循環器呼吸器病棟患者」「救急病棟患者」等々を見ている。】

8：30 【中央の机の周りに集まる】

[37]：始めます。今日は7号室，10号室が……。1号の [I] さんがアブレーションのために救急病棟へ移動予定です。それではチームから。

[37]：【申し送り直後，カウンターに戻って，「入院・退院・転床」の一覧を見る。】

　このフィールドノートより，インタビューで「ぱっと覗く」と語られたのは，「申し送り簿」，「勤務担当表」，モニターの「入退院患者」，「循環器呼吸器病棟患者」，「救急病棟患者」等々を，わずかな時間で立ったまま見ていくその感覚を表現していたと考えられる。ここで注目したいのは，[37] 師長はインタビューにおいて，自分の病棟の患者を別の病棟へ出してでも救急病棟の患者を受け入れると語っていたが，フィールドノーツによればこれを考えながら同時に，「申し送り簿」や「勤務担当表」を見ていることが窺える。このことから，[37] 師長は救急病棟の患者の受け入れを検討しつつ，それを勤務者の誰が行なうか，どのチームで行なうか等々，ケアの実現可能性を考慮していたのかもしれない。救急病棟から転棟してくる患者は，一般病棟でケアをするには重症である場合が多い。そのような状態にある患者を受け入れて，しっかり看ていけるのかは，受け

入れることを判断する師長にとって重要な情報である。先取りになるが，この点は，後のインタビューでも語られる。

　朝の申し送り前のこれらを見ているわずかな時間にも，スタッフや来客に声をかけられることが多い。「一応」と語ったのは，見ないままに申し送りを始めることのないように，まずは「ぱっと」でも「覗いて」おくことを重視しているためであろう。申し送りでは，その日の患者の入退院や，救急病棟に移動になるような大きな検査等を皆に周知していた。病棟における患者の出入りは，その日の病棟の動きを展望する重要な意味を持っていると思われる。

5. 病院全体のバランスを見る

　この日［37］師長は，救急病棟の患者に関心を向けつつも，「病棟の方」で「一番私（［37］師長）が気持ちに引っかかっていた」ことは，「病棟の中でのベッドコントロール」であったという。ベッドコントロールとは，それぞれの入院患者が療養する環境として，もっともよい配置になるように効率的，合理的に病床調整することであるが，ここで考慮されていたのは，1人の患者が良く眠れ，落ち着いてリハビリテーションができるよう，病室を移動することだった。

　［37］師長が引っかかっていたというその患者は，「リハビリ」をしてから在宅療養に移行することを希望していたが，腹部大動脈瘤を患っており，いつ破裂してもおかしくない状態だった。介護を担う家族には支援力がなく，これらを併せて考えると，自宅への退院はとても難しい状態だと言わざるを得なかった。加えて，スタッフに対してクレームを言ったり，6人部屋の環境が合わずに眠れないことを訴えたりもしていた。［37］師長は，これらを解消するための策を係長と一緒に考えて，数日前から2人部屋への移動を患者に提案しようとしていた。感染症の患者がその部屋を必要とするなどの理由のため，2度も提案する機会を見送ったが，インタビューの日にスムーズに提案することができ，患者は2人部屋へ移動した。それがとても嬉しかったと語る。

　これらの経験を語った後に，［37］師長は次のように心がけていることを教えてくれた。

（断片6：インタビュー）
　［37］：なんですかね，まず1つには，全体を見たときに，もちろん患者さんの
　　　　　環境を整えるという，1人ひとりの病態とかあとその認知の度合いとか危

険度とか，あと今は感染で個室管理しなきゃいけないというケースもあるので，そういうことと，あとはまあケアが，質が十分落ちないように行き届くというのももちろんですけど，そこに看護をするナースの方もよりこう，なんていうか看護が，自分のやりたい看護ができる環境を整えるということができたらいいなと思いつつも，それは具体的にはなかなか現実の毎日には（うまく）いかないけれども，まあ，とりあえずケアがまあ患者さんにとっても，ナースにとってもきちんとできて，そしてそのことでちょっと大変なときもあるんですけど，病院全体のバランスを見たときに，うち（の病棟）が取った方がいいだろうという患者が発生したら，それは何とか受け入れる体制を整えて受け入れるようにして。

　引っかかっていた患者の病室移動を語った［37］師長が，そのとき考えていたことを振り返る際にまず表現したのが，「全体を見たとき」という言葉であった。しかしこの後，「もちろん」と言って，「患者さんの」「環境を整える」こと「1人ひとりの病態」「認知の度合いとか危険度」を考慮すること，さらに「感染で個室管理」をすることにも言及する。これに加えて，「ケアが，質が十分落ちないように行き届く」ことも「もちろん」考えなければならないこととして述べ，さらに看護師の側も「自分のやりたい看護ができる環境を整える」ことができたらいいと語った。必ずしも，これらは「なかなか現実の毎日には（うまく）いかないけれども」「ちょっと大変なときもあるんですけど」も努力されている。ここで「けれども」「ですけど」という接続詞が使われるのは，次に語られる「病院全体のバランスを見たとき」に救急病棟から患者を受け入れることが，上述したことの実現を難しくする可能性があると考えられているからであろう。

　ここで確認しておきたいことは，語りにおいて一旦「全体を見たとき」と言いながらも，すぐさま患者を受け入れることを語らずに，上述した同時に考慮していること，それが難しかったり大変だったりすることを挟んでから，再度「全体のバランスを見たときに」と言い直している点である。この構造より，［37］師長がここで語る「全体」は，勤務の前の情報収集時に「ぱっと覗く」ことで把握する救急病棟の患者を含み，その患者を受け入れるか否かを考慮することであるが，それと同時に，病棟の患者の状態や感染症などを加味した病室管理，ケアの質と看護師たちのやりたい看護ができることという関心を含みもつ。つまり，全体を見ることには，病棟の外部に向かう関心の内に，病棟内部の状況へのまなざしが内包されているのである。この見方をもって，「うちで取った方がいいだろ

うという患者」を受け入れることのできる体制をつくろうとするのだ。言い換えると，救急病棟の患者を見ることは，病棟内の患者や看護，管理等々の様々な事柄を内包しつつ為されており，また逆に，病棟内の状態を見ることには，救急病棟の患者を受け入れるための準備が孕まれている。こうした一方へのまなざしに他方をも内包する構造が，「病院全体のバランスを見る」ことをそれとして成り立たせる。

　この語りに続いて［37］師長は，病院全体を見つつ患者を受け入れることを，次のように病棟の皆に示していると述べる。

（断片7：インタビュー）
［37］：で，そして病院にも貢献していて，みんなが頑張ってくれたらから病院のためにもなったよということをうまく伝えられて，……みんなが病院の経営に貢献しているということもみんながわかりつつ，どこか我慢したり，でも看護をしているという，自分ができることがあるというか，看護をしたという実感を持ちながらケアができるようにというのが，まあ，一応漠然としたものなんですけどあって。

　全体のバランスを見てそれに応じることで病棟が「大変」になることもあるが，そのように頑張ることにより「病院にも貢献」する。ここで確認しておきたいことは，病院「にも」と語られていることである。これは，病院全体のバランスを見ることが，病院への貢献以外にも，何らかの貢献へとつながっていることを物語る。先に［37］師長は，病院への貢献を語った後に，ふたたび「どこか我慢したり」と言葉を挟み，「でも」と断って「看護したという実感を持ちながらケアができる」ことを「一応漠然としたもの」だが，自身の目標として持っていると語った。この語りより，［37］師長にとって病院への貢献とともに重視されているのは，「看護をしたという実感もちながらケアできる」ことである。前節で紹介したフィールドノートにおいて，［37］師長がモニターを覗きつつ，つまり救急病棟の患者と自分の病棟の患者を見ながら，同時に，「申し送り簿」や「勤務担当表」を見ていたのは，患者を受け入れることができる看護体制になっているのかに関心を向けている，その現われであると述べた。つまり，病院全体のバランスを見ることは，病院への貢献が孕む「大変さ」や「我慢」と，その状況においても「看護をしたという実感」を持ちつつ，ケアができることのバランスなのである。

加えて，前述した6人部屋から2人部屋へ病室を替わった患者のことを振り返ってみよう。[37]師長は，この患者の状態に強く引っかかりを覚えていた。患者が睡眠をよくとってリハビリができるよう心を砕いていたのだ。この1人の患者への師長としての関わりでは，患者や家族を志向しつつ，彼らをケアする看護師たちの状況やケアの質の保障が考えられ，感染症などの発症と病室の管理，それが救急病棟に入院する循環器，呼吸器疾患患者を受け入れることとも連動し，これ自体が病院への貢献にもつながるが，それだけではなく，重症患者を受け入れることによって多少の無理が生じうること，それでも，その中で看護師たちが「看護をしたという実感をもってケアができる」ことが目指されていた。[37]師長にとっての全体は，1人の患者を志向しつつ病院にも貢献し，看護師たちのケアの実感にも関わる，多重の関心の連なりとして経験されており，その連なりのバランスを見ること，言い換えると，この全体に関与することが師長の役割なのである。

　そのためであろう。[37]師長は，インタビューの最初の問いかけから，ここまでを一気に語った。インタビューで筆者たちは，この間に質問を挟んではいない。[37]師長にとって自らの役割は，「病院全体のバランスを見ること」に連なった一まとまりであることを，ここまでの語り方が端的に示していると言ってよい。

　しかし，[37]師長の語りは，ここで終わってしまわない。この「看護をしたという実感をもちながらケアができるように」という願いの主語は「みんな」である。病棟の「みんな」[5]，つまり看護スタッフたちの看護が「実感」を伴ったケアとして実現するために，師長が心がけていることが続けて語られる。

6．その先を読んで

　この「みんな」のケアのために行なっていることの語りの中で，[37]師長は，筆者たちがインタビューの最初の質問で例に挙げた，2日前の急変時のことに言及する。

---

[5]　「みんな」という言葉が，何を内包するのかについては西村（2014）を参照。
　　ここでは「みんなが頑張ってくれたから病院のためにもなった」ことをその「みんな」に伝えたと語っていることから，「みんな」は伝えられる側，つまり師長は入っていない病棟の看護スタッフたちのことを示している。

(断片8：インタビュー)

[37]：で，それで具体的には，スタッフからの情報を仕入れながら，自分で
　　　ちょっと弱いなとか危ないなといったところに，まず目を向けて。ただ，
　　　この間の急変といったときになったときに……。

[37]：やっぱり病棟の中で動きを見ていて，何かすごく急いでいる。この間急変
　　　があったときも，救急カートを［25］さんがガーッと持っていったので，
　　　［25］さんじゃなかったかもしれないけど，何か救急カートを持っていっ
　　　た人がいると思ったので，あれ，あそこ何かあったんだわと思ったんです
　　　けど，やっぱり何か気になる動きがあれば，自分が聞いてみて，入らなく
　　　てもいいときは入らないし，入った方がいいのかなと思うときには入っ
　　　て。

　　［37］師長が「目を向け」ているのは，病棟の看護師たちの動きの中で，「自分
でちょっと弱いなとか危ないなといったところ」である。［37］師長は，インタ
ビューのこの流れとは別の箇所でも（上述のトランスクリプト下段），2日前の
急変のときの状況を語っていた。その語りを参照すると，「目を向ける」ことを
促したのは，病棟の中の動きのうち「何かすごく急いでいる」「救急カートを
［25］さんがガーッと持っていった」という事象である。「ガーッと」という擬音
語で語られていることから，そのときのスピード感と緊迫感が伝わってくる。そ
れが［37］師長に「あそこ何かあったんだわ」と思わせ，その動きに引き込まれ
るように「入る」か「入らない」かの選択をしていく。ここでもう1つ注目した
いのは，「ガーッと」という［37］師長の目を向けさせた動きの手前で，「病棟の
中で動きを見ていく」という関心の網が機能している点である。この動きを見る
ことの中で，より急いだ動きが浮かび上がってくるのである。
　　このように「目を向ける」ことを語りつつ，［37］師長は2日前の急変時の状
況に話題をシフトさせていくが，その先で語られるのは，自身の傾向とスタッフ
が師長に期待することである。病棟の中の何かに関心を向け，そこへの関与を語
ることは，同時に自らの実践の仕方へと関心を向けさせるのだ。

(断片9：インタビュー)

[37]：やっぱり私は自分が今まで入っちゃう性格だから，係長みたいな感じでで
　　　すかね，実働に入り過ぎちゃうときがあったので，そうではなくて，私は

あくまでも期待されているのはたぶんもっと上のマネジメントのことを期待されているから，周りを見るようにというのを意識して。だから人がそろっていてリーダー，指示できる者がいれば，もうそれはオーケーで，じゃあ，私は次のステップを考えて，あの，行動しなきゃと。

[N]：だからあのときに，ベテランさんが何人かいたので。

[37]：はい。もう指示して動いていましたので。先生もナースもそろっていて。なので，私がもっと入っていかなくても，もうこれは任せて大丈夫だから，私は別のことを，その先を読んで。たぶんスタッフが希望している，ときにはね私が物を取りに行ってくれれば助かるというときもあると思うんですね。だけどそうじゃなくて，本当に期待しているのは，たとえばクレームが発生したときの対応とか，もう１つ上の，そのスタッフが働きやすい，また患者さんも過ごしやすい環境づくりやちょっと視点を上げた管理をすることによって，結局は今日だけじゃなくて，明日，明後日とつながっていくのが看護の場面なので，そういうふうな病棟運営がうまくいくようにといったところで期待されていることに応えるためにしなきゃと，心で思いつつも，いつも足元ばっかり見てこう何か動いていて，ああって自分でこう反省したりしている日々なんですけど。でも，そういうふうには意識は，意識の中ではしているんですけど。

　まず［37］師長は，「やっぱり」「私は自分が今まで入っちゃう性格だから」と自らの性格を語る。ここでの語りが「やっぱり」という言葉から始まっているのは，インタビューの最初に，調査者Nがフィールドワークをした際に聞き取った［37］師長の「あとは，任せておこう」という言葉を伝えたためであろう。この言葉は，自分が入らずに他のスタッフに急変時の対応を任せることを意味している。言い換えると，あえて任せることを自分に言い聞かせるようにつぶやく必要があったのは，そう意識しなければその場に入ってしまうためであろう。［37］師長も自ら「そういうふうには意識」していると語る。同時にここで語られた「今まで」という言葉からは，自分が「入っちゃう性格」であることを，そしてこれまでそうであったことを自覚しているためであろう。

　その「入っちゃう」性格は，「係長みたいな感じで」「実働に入りすぎちゃう」ことを意味し，これらの言葉で，師長の役割と実働に入る係長の役割とが区別されている。そして，「そうではなくて」と語ることで，自らが「期待されている」役割を「もっと上のマネジメント」「周りを見る」「次のステップを考える」ことであると示す。この「上」「周り」「次（未来）」へという視点は，［37］師長が

「病院全体のバランスを見る」と語ったときの，いま・ここで起こっていること と広く病院全体，および看護の質の保障と実感をともなったケアの実現とが結び ついて1つになったまなざしであり，それへの対応の根拠である。

さらに［37］師長は，調査者Ｎが「ベテランさんがたくさんいた」と挟んだ その言葉に触発されたためか，再度，これは「任せておいて大丈夫だから」と 言って師長に期待される「別のこと」を繰り返す。つまり，「もっと先」「もう1 つ上の」「視点を上げた管理」「今日だけじゃなくて，明日，明後日とつながって いく」看護に応じられるような管理（＝病棟運営），これによって「スタッフが 働きやすい」「患者さんも過ごしやすい環境づくり」へとつながることを語る。

しかし［37］師長は，この「期待されていること」に応えようとしながらも， 「心で思いつつも」「いつも足元ばっかり見てこう何か動いていて，ああって自分 でこう反省したりしている」と自分の動き方を振り返る。「病院全体のバランス を見る」ことを志向しそれに取り組みながらも，［37］師長の実感としては「い つも足元ばっかり」を見てしまって動いており，それを自分で反省しているよう である。「そうではなくて」という言葉が繰り返されるのは，その現われであろ う。この状況が，先に指摘した“つぶやき”を語らせたのであろうし，病院全体 の方へ注意を向けることを［37］師長に自覚的に取り組ませているのかもしれな い。言い換えると，「あとは，任せておこう」とつぶやいたり「このように心で 思いつつ」こうした「先」や「周り」「未来」「上」という方向へと視線を意識的 に向けるのは，一方で「みんな」の期待に応えるためであるが，他方で，「いつ も足元ばっかり見て動いて」それを「ああって自分でこう反省したりしている」 という事実，つまり［37］師長の言葉を借りると，「実働」「足元」へと促されて しまうこと，それに抗おうとする意志からであろう。この意志を働かせざるを得 ないのは，［37］師長が，上や周り，未来へと自身のまなざしを向けようとする ことの手前で常に，患者や看護師たちが参加をする看護の状況への直接的な応答 が働いていることを物語っている。つまり，師長の行なう管理の実践も，患者に かかわろうとすること，そしてそれを可能にする協働を土台として成り立ってい ると言える。

この協働の1つの成り立ちが，本章の最初に紹介したフィールドノートに現わ れている。

（断片10：11：50のフィールドノート）
［37］：【救急病棟師長との電話中】

［25］：【救急カートを持ってナースステーションを出ていく。】

［37］：【電話を持ったまま，ナースステーションの入口まで出て，様子を見る。】
　　　じゃあ，1回切りますね。

［25］：【［37］師長のところに戻ってきて，】Hさん，EPS後に血腫ができてい
　　　て，今，血圧が低くなって……【と報告して，再び病室へ戻って行く。】

［03］：【［25］さんに続いて，Hさんを見に行く。】

［37］：【11号室（個室）を見に行く。そのままHさんのベッドサイドへ。】［03］
　　　（係長）さん，11号室空けて移れるようにしておいたから。【そう言って，
　　　ナースステーションに帰りながら】あとは，任せておこう。【とつぶやく。
　　　ナースステーションに戻って（救急病棟師長へ）電話をする。】やっぱり
　　　個室使うことにしましたから。すみません。

　　救急病棟の師長と電話をしていた［37］師長は，［25］さんが救急カートを持っ
てナースステーションを出ていくことに注意が引き寄せられ，電話を持ったまま
ナースステーションの入り口まで見にいく。そこに［25］さんが戻ってきて［37］
師長に状況を伝える。その後［25］さんはすぐさま患者Hさんのもとへと戻って
いくが，その［25］さんの動きに引き寄せられるように［03］係長もHさんのも
とへ。この［03］係長の動きが，［37］師長をHさんの病室ではなく，空室になっ
ている個室の11号室を見にいくことを促しているようだ。空き部屋を確認した
［37］師長は，そのままHさんのベッドサイドへ向かうが，ベッドサイドではすで
に，医師，［25］さん，［03］係長，その他数人の看護師が患者への対応をしてい
た。それを見た［37］師長は，個室を空けたことを［03］係長に告げて，「あとは，
任せておこう」と言ってナースステーションに戻った。そして再度，救急病棟に
電話をして，個室を使うことを告げる。先の電話で，この個室が空いていること
を，そしてここに救急病棟から患者を受け入れることを話していたためであろう。
　　このように［37］師長は，実働に入らず，「周り」という個室を空けて，いつ
でも個室で救急対応ができるように準備し，さらに「外」である救急病棟を調整
し，次の仕事へと向かう。が，ここで［37］師長が意識して実働に加わらなかっ
たこと，それを促したのは，インタビューでも語られていた「先生もナースもそ
ろっていた」ことであり，さらにその前に，最初に［25］さんが状況を告げに来
た際に［03］係長が［25］さんと共に患者のもとへ向かっていった，その係長の
「動き」を見て取っていたためであろう。係長と師長の協働が，こうしてそれぞ
れの役割へと向かわせるのである。

7. 師長の実践とその語り

　本章では，[37] 師長が，師長としていかなる実践をしているのかを記述して
きたが，ここでは，その実践がいかに語られたのかをまとめたい。

　[37] 師長の語りは，まず“患者”の「全体的」な雰囲気から始まったが，そ
れが，ナースステーションに来るや否や，深夜看護師から入ってくる情報に支え
られていたことに触れる。同時に，その情報は深夜看護師が師長に対応を「期待
すること」でもあった。ここでは，この最初の語りに登場した「全体的」「期待
すること」，及びその焦点が，患者に言及しながらも“病棟”に当てられていた
ことを確認し，これらをキーワードとした語りの機能を見ていきたい。

　これに次いで語られたことが，“救命病棟”から受け入れる患者の有無やベッ
ドを空けるために病棟の専門外の患者を他病棟へ移動させることであったことか
ら，[37] 師長の語りの焦点は病棟から病棟の外，とりわけ救命病棟という病院
が患者を受け入れる入口へと向かった。そして語りは，病院全体のバランスを見
ることへとつながっていく。しかし師長は，病院全体を語りながらも，それと同
時に，患者の状態，感染症などの管理，ケアの質とケアをしたという実感に配慮
していることを，その全体にかかわる語りの間に挟み込む。このように師長は，
語りの焦点を病院全体と病棟の患者とのどちらか一方に収斂させてしまわない。
つまり語りの射程を，病棟の患者の全体的な雰囲気から，1 人ひとりの患者から
病院の方針という振幅をもった語りへと広げたのであり，この振幅が [37] 師長
を，自らの偏りの語りへと導いていく。

　それは，先に語った全体のバランスを見ること，そこに動きながらかかわる際
のバランスの偏りである。[37] 師長は，「上へ」「周りへ」「その先へ」「未来へ」
という実践を期待されながらも，「足元」「実働」に入りすぎてしまう。それゆ
え，[37] 師長は，実働に入り過ぎないよう意識して踏み留まろうとする。それ
を支えるのが，スタッフの期待である。最初の語りで，師長がナースステーショ
ンに来るや否やスタッフから伝えられたことは，師長に対応を期待することだっ
た。そして，最後に紹介した語りは，スタッフの期待することが，「上へ」「先
へ」という視点であることを示していた。言い換えると，[37] 師長は患者やそ
の状況に応じようとしてしまうその志向性を，スタッフの期待に応答することに
よって踏み留まらせ，別の方向である「上へ」「周りへ」「その先へ」「未来へ」
向かわせようとするのだ。応答する先を意識してスライドさせる自らの実践に，

この語りを通して着地した。

　こうした語りは，語り手が自らの実践（看護）の特徴を探究していく試みと言えるだろう。またこの探究のスタイル自体が，[37] 師長の実践であり状況の見方であり，ここで語られた「全体」への態度を表すものであったのではないだろうか。

　続く第8章では，この病院の看護部長の経験に注目する。看護師長のまなざしは，病院全体と病棟の1人ひとりの患者たちへの看護実践の往還であったが，看護部長はそれとは異なった立場から病院全体へとまなざしを向けていた。看護部長の語りには，病棟師長たちとの関係も含まれている。それらも含めて，看護部長の実践を見ていこう。

第 8 章
看護部長の管理の実践

1. 看護部の管理の実践へ

　救急病棟の患者配置をモニターで見ながら，呼吸器・循環器病棟へ転棟可能な患者を確認していたのは，前章で紹介した［37］師長だ。これは，師長がいない日であっても代行の係長などが行なっており，病棟に留まらず，病院管理において重要な意味を持っている。

　急性期病院のベッド数，つまり患者が入院できる病床数には限りがある。特に，救急外来などで緊急入院が必要な患者を受け入れることは，地域で生活する人びとの健康を支える重要な機能である。調査を行なった総合病院も救命救急センターを持ち，高度な医療技術を提供する三次救急医療機関に指定されていた。

　師長たちが救急病棟から自身の病棟に患者を受け入れられるか否かを考えるのは，病棟のベッドを空けて，次の患者を受け入れるための準備ともいえる。とりわけ当番日と呼ばれる，夜間の救急患者を優先的に受け入れる日は，意識的に調整がなされる。こうした病院内の病床数と配置の調整はベッドコントロールと呼ばれ，病棟師長や看護部の管理のスキル能力を表すものとされている（家子・原[1] 2009; 山口・池田・武藤他 2013）。

　調査病院においてこのコントロールは，ベッドコントローラーと呼ばれる看護職や救急病棟の管理者によって担われていた。しかしある年から，病棟での朝のカンファレンス終了後に師長あるいはその代行が看護部に集まり，短時間での情報交換とともにベッドコントロールを対面で行ない始めた。

　筆者たちは看護部のこうした動きに関心を持ち，また，患者に関わる看護実践が，多様な仕組みや協働実践の支えのもとで成り立っていることを知って，この

---

[1]　看護部は，病院で働くすべての看護師たちが所属する部門であるが，通常は，看護部長や副看護部長などの看護部門の管理者，及び彼らがいる場所のことを言う。そのため本書でも，この通常の呼び名の意味で「看護部」を用いる。

協働実践自体の管理の役割を担っている看護部へと関心の矛先を向けた。第4章でもみてきた通り，1人の看護師の患者に関わる実践は，病棟の，そして病院全体の看護を代表するものとして行なわれている。患者と直に接する1人の看護師は，病棟の看護師たちとの情報交換や相談によって実践を成り立たせ，病棟管理者である師長の管理のもとでこれを実現している。その病棟の看護は，他の病棟や検査部，外来，看護部等々とのやり取りにおいて機能する。病棟のどこかで課題が生じ，それが看護部に集められると，そこで相談されたことは直ちに病棟に伝えられる。あるいは，救急病棟の患者は，病状が落ち着いた後に専門科の病棟に転棟する。その空いた病床には，夜間の緊急入院患者が搬送される。これらの一連の流れとその調整は，1人ひとりの患者へのケアの成り立ちと分かちがたく結びついている。

　本章で注目する看護部長は，この流れの一端に位置づけられる管理の実践を行なっているばかりではなく，病院の看護の方針を作り出す役割をも担っている（陣田 2009）。そうした看護部長の，その役割である管理という実践は，いかに成り立っているのだろうか。

2．「風通し」のよい看護部へ

　本章で注目するのは，調査を行なっていた期間に着任した［60］看護部長である。［60］看護部長は，同じ病院の副看護部長から昇任した。

　看護部長になった当初，［60］看護部長は，前の部長を「まねできない」と語り，「管理の仕方」については，「どういうふうにやっていこうって」「副看護部長たちと話し合い」をしていると語ってくれた。そのためであろう，「副看護部長たちとはすごい連帯，団結がとれている」と言う。

　副看護部長たちとの話し合いで重視されたのは，"「風通し」がよい看護部"になることだった。それは，次の語りに象徴的に示されている。

（断片1：インタビュー）
［60］：言えなくて言葉を引っ込めるようなことがあってはいけないので，何でもやっぱり聴くよと。うん，だから，（略）その人に対してね，たとえば感情的にどなったりとか，そういうことは一切しないようにしようということで，それは副部長たちともそういうね。

「言えなくて言葉を引っ込める」，こうした状態をなくすために，「何でもやっぱり聴くよ」という姿勢で看護部を病院スタッフに開く。この語りの先で「何でも相談できるように」とも述べられていることから，相手からの一方的な「言う」が期待されるのみではなく，まず言ってもらうことから始まり，「相談」等のやり取りに進むことが目論まれている。またここでは，「人に対して」と言っているのみで，その「言う」人が誰であるのかを特定して語っていない。インタビューではいくつかの出来事が語られたが，その相手や登場人物は，師長，他部署の人，事務部長など，さまざまな「人」である。この表現より，看護職に限らず多様な人たちに開かれた看護部，そして管理となることが，[60] 看護部長の方針なのだ。

　この「風通し」は，言ってくることを待つ姿勢のみで実現させようとしていたわけではない。看護部には3人の副看護部長が配置されており，その3人の役割もこの実現に一役買っていた。それは，夜勤中にある出来事が起こった際，それがすぐさま看護部に報告され全病棟に伝達されていた[2]のに驚いた，と部長に伝えた際に語られた。

（断片2：インタビュー）

[60]：それはですね，きっと，私，副部長たちの担当を明確にしたんですよ。業務担当，教育担当，総務担当という3つの，（副部長は）3人なんだけれど，それぞれの病棟を受け持たせたんです。私，着任した年度から。だから，たとえばこの〇号館の1から4までの病棟はたとえば [61] 副部長だねと言うと，[61] はそこの師長さんたちと必ず1日1回ぐらいは会話をし，問題がないかどうかをそこで情報をもらってきて，必要ならここに出して計画を立てようということにしていて。だから，救急の担当が [61] だったと思うので，もうさっと動いたんじゃないかと思いますけど。

　[60] 部長はまず，副部長たちの担当を明確にしたと語るが，それは業務分担などの役割の担当のみではなく，病棟の受け持ちを含んでいた。「受け持たせた」と言っていること，そしてこれを語る際に「私」を繰り返していることから，それは部長が意図的に取り組んだことと言える。しかし，副部長たちが行なってい

---

[2]　ある日の朝，夜間の工事に対する苦情が看護部に伝達されているのを聞いたが，同日の昼には，お詫び文と対応策が全病棟に伝えられていた。

ることについては「計画を立てるということにしていて」と表現されており，部長が指示したり意図したりしたのではなく，むしろ副部長たちが相談して，あるいは主体的にそのようにしているとも読み取れる。この主体性は，「救急の担当が［61］だったと思うので，もうさっと動いたんじゃないか」という言葉にも表れている。

　そしてここで語られるのは，病棟を担当する副部長が「そこの師長さんと必ず1日1回ぐらいは会話」をしていることであり，「そこで情報をもらってきて，必要ならここに出して計画を立てる」という実践である。これは，「風通し」をよくするための，副部長たちの能動的な働きかけであり，彼らの動きが風通しの良さを作っていると言ってよい。そして「そこ」（各病棟）から「ここ」（看護部）に情報を出して議論される。この表現からも，情報，ここでは「問題」を，各病棟の師長の手元から看護部に集め，相談をしてまた返す，場合によっては他の病棟にも伝達する。この流れに「風通し」を見て取ることができる。

　さらに「風通し」は，看護部の側からの働きかけのみではなく，師長たちの主体的な行動に対しても期待されていた。それは，［60］部長がその役割を担う前に経験した研修の影響もあるようだ。

（断片3：インタビュー）

［60］：私は□県にちょっと研修に行ったんですよ。この部長になる前に。◆病院に。◆病院は，師長会も実は師長主導なんですよ。師長会議という，うちだと，完全に看護部がその議題をほとんどすべて提供して，で，ほかにありませんかっていうふうな感じじゃないですか。でも，◆病院は，取り仕切るのは師長さんなんですよ。それで，いろいろな議題もすべて師長が考え，看護部から何か提案とかありますかって聞いてくるんですよ。

［N］：なるほど。

［60］：で，それを見たので，実際に私，その師長会にも参加したんですよ。ああ，師長さん。だって，私たちも師長会議っていうと，もう私も緊張するし，必ず，何ていうのかな，議題もこちらで用意して，話題も議題も全部こちらで用意してっていうふうに今までやってきているので，まあ，そういうイメージだったんですけど，あ，違うんでもいいだっていうか。そこの部長さん，うん，何かね，あるときだけ言えばいいのって。そうなんだ，そこまでねと思って。ああ，師長さんたちって，そんな力も当然あるし，そういうふうになったらいいなっていうのもあって。まあ，今，うち

はまだ師長会はそういうふうになっていないんですけど。

　[60] 部長は，研修先の病院で見た師長会について印象深く語る。その師長会^[3]が [60] 部長の関心を引き寄せたのは，「師長が主導」「取り仕切るのは師長さん」であり，「いろいろな議題もすべて師長さんが考え」るという仕方である。[60] 部長の病院の師長会は，これとは反対であった。幾度も [60] 部長が「完全に」「ほとんどすべて」「全部こちら（看護部）で」と語るのは，その相違ゆえであろう。だから部長は「あ，違うんでもいいんだ」「そうなんだ，そこまでね」という驚きとともに，これまでとは違った運営方法でよいことに気づいたのだ。師長会という会議の主導，つまり主体を誰，あるいはどこに置くか。それは必ずしも看護部でなくてよい。むしろ師長たちの「力」に委ねられる，そのような師長会にならないか。これを [60] 部長は，部長に着任する前から考えて，いずれ試みようと思っていたようだ。その理由は，上述の語りに続いて，次のように語られた。

（断片 4：インタビュー）

[60]：自分の考えることなんて，ほんのこのぐらいですもんね。どこからか情報をもらうしかないので。情報をもらったら，それをどういうふうに使うのかを考え，その，最初に，私ね，時間管理と情報管理っていうのを自分の何かキーワードにしたんですよ。

　「風通し」には，「情報」の受け渡し，そしてその活用の仕方や活用のための仕組みも含まれている。[60] 部長は，「ほんのこのぐらい」と言って自分一人で考えられることの限界を示し，だからこそ，皆からの情報とその管理の運営に工夫が必要なのだと言う。その考えのもとで生まれた「自分の」「キーワード」が，「時間管理」「情報管理」であり，次節で紹介する「提案してみる」という試みを後押しした。

3．現状の課題を提案してみる

　看護部長，あるいは看護部は，師長会や看護師たちがつくる委員会等を介し

---

[3] 「師長会」は，看護部長，副看護部長，および病棟や外来などの管理者である師長のすべてが出席する会議である。この病院では 20 人程度の規模であった。

第 8 章　看護部長の管理の実践　　153

て，師長たちとともに病院の看護を作っていこうとする。その取り組みは，いつもスムーズにいくわけではなく，時に多くの議論を必要とした。

師長との関係において，わかり合うことの難しさが語られる際に，たびたび「現場のこと」「現場の人」という言葉が挟まれた。この言葉から，師長と看護部（長）とが，「現場」とそうでないところというように分けて考えられるとき，両者の相互理解の難しさが浮かび上がる。これをなくすため［60］部長は，「週1はラウンドをするようにしている」。「現場」に行って「雰囲気」や「実践で，どうやれているか」を知ろうとするのである。そして，師長会で何でも「言ってもらうようにした」。それは，風通しを良くすることをめざした，新たな看護部の方針の実現に向けた取り組みであった。

師長たちと考え方が「一致」しないときは，この「言ってもらう」ことが「きつい発言」となる。インタビューでは一例として，「学生指導」に関する提案をした際の出来事が語られた。新たな看護部となって間もない頃のことである。

（断片5：インタビュー）

［60］：学校によってやっぱり，うちの指導をすごくいいですねと言ってくれる学校もあるけど，何かちょっとやっぱり厳しいですねという評価を受けるところもあると。で，師長さんたちにしてみると，厳しいというのは，やっぱり患者さんに対することは厳しいことなんだ。だからそのことを伝えたいから，その，自分たちは厳しく，厳しいというふうに向こうは言うかもしれないけど，必要なことであって，それを言わないでおこうというつもりはないと。

病院は，近隣の看護専門学校や大学の学生実習を受け入れている。この病院も，多くの教育機関（学校）から学生を受け入れており，実習後に行なわれる会議などで実習指導の仕方や学生の学習効果などが議論される。ここでの評価は，こうした機会や各学校への調査によって得たものと思われる。

［60］部長は，いろいろな学校から受ける評価について，「すごくいい」と言われる一方で，「厳しい」と言われることもあり，それを受けて「変えるところはないか」と提案をした。この提案に対して師長たちは，指導が「厳しい」のは「患者さんに対する」ことであるためで，必要な厳しさであると応じたと言う。

ここで注目したいのは，学校からの評価の言葉を述べたすぐ後に，「で，師長さんたちにしてみれば」と語られている点である。学校からの評価は病院（「う

ち」）が受けたことだ。その意味で，看護部長や看護部だけでなく師長もそれを受ける立場にある。他方で，「で」を挟んで「師長さんたち」からの応答を語るのは，看護部長がそれを受ける立場でもあるためだ。そうであれば，看護部長は学校と師長たちとの間に位置する媒介者になっていると言えるかもしれない。しかしよく見てみると，学校の評価を語る際には，「うちの指導」に対して「言ってくれる」「評価を受ける」と言い，相手から受け取る表現を用いるが，師長を主語に語る際には，「言わないでおこうというつもりはない」というように，意思を表現する。この意思の表出は［60］部長の提案に対してである。

　このことから，看護部長は学校と師長たちとの間で中立な立場に立っているわけではない。そうではなく，学校とのやり取りにおいては，「うち」と言ってある評価を受ける立場に立ち，それを師長たちと話し合うなどの状況においては，問題を提案する立場に身を置きつつ相手からの意見を受ける。つまり，対外的な関係においては「うち」に位置しながらも，「うち」へ意見と述べる際には師長と相対する立場となりうる。その事実がこうした言葉を生み出しているのであり，またそれが看護部の位置づけを象徴していると言っていい。

　この［60］部長（看護部）と師長たちとの関係は，「ちょっともめた」ことを紹介した下記の語りにおいても表現されている。

（断片6：インタビュー）
　［60］：もう私たちはやれるだけのことはやっているというふうな思いがあるの
　　　　　で。でも私たちは結果に結びついてないので，何か変えるところはないか
　　　　　しらって提案したんだけど，でもそこはやっぱりちょっと気持ちは，あ
　　　　　のー，もうやれる，やれないんですというような反応になって。

　ここで［60］部長は，「私たち」という表現で，師長たちの立場に立ってその「思い」を語りつつ理解を示す。しかし，その直後に「でも」を挟み，「何か変えるところはないかしらって提案した」と語っていることから，提案した主語の「私たち」は，自ら，あるいは看護部を意味し，それに師長たちが抵抗を示したことが暗示されている。さらに「でも」を挟み，師長たちの「やれる」「やれないんです」を表現する。このように，行為の主体を入れ替えつつ語るのは，この出来事において［60］部長が，幾度もそれぞれの立場から状況を理解して課題を捉え直そうとしたことの現れであろう。さらに，「でもそこはやっぱりちょっと気持ち」と言いながら，これに対する言葉をつながずに反応を語ったのは，「気

持ち」と反応とがうまく結びついていなかった，と理解していたためではないだろうか。さらに，師長たちの「やれる，やれないんですというような反応になって」という表現からは，「もめた」のは，師長たちと看護部との対立のみではなく，師長たちの中でも相対する意見が生じ，複層的な関係において「もめる」を経験したことが見て取れる。

しかし，この「もめる」という彼らの営みはそこに留まらない。もめることを契機としていろいろ話し合っていくと，「実習指導の先生との調整，先生とこういうふうに指導していこうというのが一致しないと，やっぱりいい指導はできない」という考えが「出てきた」。この考えは，これ以上できないという師長たちの応答のその先で生まれてきたものであることから，あらかじめ見えていたものではない。むしろ「話し合い」そのものが生み出した成果である。他方で「やっぱり」が挟まれるのは，この成果が[60]部長も納得のいく，かつこれまでも大切にしてきた視点であったことを示す。

この成果については繰り返し語られ，その中で，自ずと現状と今後の方向性も示された。

(断片7：インタビュー)

[60]：そう，それでね，私もね，そこで話し合いがこう，どんどん出てきて，ああ，そういうことなんだねって。やっぱり先生，（略）そこの先生との意思疎通が，できてなかったということもわかって，で，その先生との，その関係をね，まあ，こちらからも，（略）歩み寄っていくような，そういうことも必要なんだねという話が出たんですけどね。

この語りでも，「そこで話し合いがこう，どんどん出てきて」というように，話し合うことに触発され次なる話し合いが生まれて，そこに新たな考えが出てきている。そして，その「出てきた」ことは，「私もね」「わかって」という[60]部長の納得と理解に結びつく。つまり，師長たちからどんどん話が出てくる，それに[60]部長が納得しつつ追いついていくという流れがここでは起こっていたと言える。そして，「その先生との，その関係」をつくるために「こちらからも」「歩み寄っていく」という方向性が生み出された。

看護部（長）からの提案から始まったこの出来事について，2人の副部長が[60]部長にとって印象に残るコメントをした。この出来事がいかなる意味を持っているのかを端的に示した内容であり，新しい看護部の方針を表現したコメ

ントでもあった。まずは，師長たちに向けて表現された［62］副部長の話の内容
を紹介しよう。

（断片8：インタビュー）
[60]：だから指導者は同じようにやっていればいいんじゃなくて，やっぱりそ
　　　の，そこに合わせるということも，そこを見て指導するというのは教育で
　　　すよねとこう，もうばしっといいことを言うんですけどね。まあ，それは
　　　どう伝わったかわからないんだけど，でも，そういうふうにフォローして
　　　くれたりとかね，して，ああ，そうだよねって。だから私たちはこれでい
　　　いんだといって変えないんではなくて，やっぱりいろいろな，人たちがい
　　　て受け取り方があるんだから，その相手を見ながら，看護と一緒になるん
　　　だけど，相手を見ながら，やらなきゃいけないよねということも言ってく
　　　れたので（略）。

　「ばしっといいことを言う」と表現された［62］副部長の言葉は，［60］部長に
とっては「フォローしてくれた」「言ってくれた」という意味を持っており，何
よりも「ああ，そうだよね」と納得のいく言葉であった。［60］部長の提案に対
する師長たちとの話し合いのその成果に，「教育ですよね」と意味を与えてくれ
ること，それは部長にとっては自身のフォローであり，副部長の，部長の提案に
対する態度を表現するものとなっていた。他方でこの提案は，「私たちは結果に
結びついてないので，何か変えるところはないかしらって提案した」というよう
に，看護部を主体として表現されてもいる。このことから提案は，［60］部長が
発言したのであったとしても，看護部で相談された，看護部からの提案という意
味も持っていた。
　さらに［63］副部長も，その「ちょっともめた」出来事に対して，次のように
コメントをした。

（断片9：インタビュー）
[60]：うん。でもその厳しい中でも，いつも厳しい状況の中でやってるから。物
　　　だって人だって全然いない中でも，何とか現状をよくしようと思ってこう，
　　　考えるのが師長たちだと思っていたので，ああ，でも私たちもう手いっぱ
　　　いですってこう，言う，表現したわけですよね。あっ，そうかと思って，
　　　あっ，でも，まあ，そういうふうに。そうしたらね，［63］副部長という

今いないですけど，そういうふうに表現できたってことですよって。（略）
そういうふうに表現できたってことでしょうって。今までは表現できな
かったんだけど，そういうことも表現できたってことですよねって。

　[60] 部長は，師長たちは厳しい状況においても，何とか現状を良くしようと
考える人たちだと思っていたと言い，その師長たちが「もう手いっぱいです」と
表現したことを強調して語る。そして，この表現に対して「あっ，そうか」
「あっ，でも，まあ，そういうふうに」と理解を示す語りを挟む。そして，[63]
副部長が言ってくれた「そういうふうに表現できた」を繰り返し語るのは，自身
が語った「（師長たちが）表現した」が，[63] 副部長の言葉によって「表現でき
た」に更新されたことが，極めてインパクトのある変化だったためであろう。
　[60] 部長は，「1 回目はちょっと落ち込んだけど，2 回目はもう一度このまま
にしてはいけないと思った」と言って，看護部からもこの問題に対する具体的な
対策を提案し，それに取り組み始めている現状であると話してくれた。

4．新たな仕組みを言ってみる

　[60] 部長は，着任当初より，さまざまなミーティングの仕方を風通しの良い
看護部にすることと関係させて語っていた。関係者に対して個別に調整するので
はなく，ある程度，時間を決めて「一堂に集まって」一度に情報を提示する。こ
れによって，「時間をどういうふうに計画していいかがわからない」ということ
もなくなる。これらは，[60] 部長にとっては時間と情報の管理をすることにつ
ながる。
　その具体的な提案である，ベッドコントロールを主たる目的として毎朝 9 時半
に，師長たちが集まって行なうミーティングについて紹介しよう。本章の導入部
で紹介した看護部での情報交換とは，このミーティングのことである。

（断片 10：インタビュー）
[60]：えーと，朝のミーティングを始めたんです。
　[N]：あの，こちらに集まって。
[60]：そうそう。それは，私が 4 月に提案してあったんだけど，だけどみんな
　　　が今は必要ないですって言ったので，じゃあ，いいですよって，必要だな
　　　と思ったときに始めましょうねって言っておいたら，10 ヵ月ぐらい先に，

まあ，師長さんの方から，ちょっとベッドコントロールも大変になってき
　　たので，始めてみませんかっていう意見が出て，それを始めたんです。
　[N]：それはもう最初に1回言っただけで。
　[60]：私は引っ込めていたんですよ。
　[N]：で，師長さんたちの方から始め，今も続いているんですか。
　[60]　今も毎日続いてるんですけど。

　この提案は，着任したばかりの4月に，[60]部長から師長たちに提案された。
しかし「みなが今は必要ない」と言う。その「みな」とは師長たちのことであ
り，提案したときは，師長たちはそれを不要と感じていたようだ。ここで「じゃ
あ，いいですよって」「私（[60]部長）は引っ込めていた」と語られた通り，こ
の提案は積極的に投げかけられたというよりも，試みたのみですぐに取り下げら
れた。しかし，10ヵ月ぐらい経った後に，「師長さんの方から」これを始めたい
という意見が出されて，ミーティングが開始された。どの立場「から」の意見に
よって活動が始められたのかが，ここでは強調されている。それは，次の語りか
らも読み取れる。

（断片11：インタビュー）
　[60]：ミーティングが続いているのは，師長さんたちが主体的にやっているから
　　なんです。というのは，最初やるときに，私たちが主導して，看護部が開
　　くミーティングにすると，またお任せになりますよね。なので，師長さん
　　たちが自主的に運用をする形で，9時半からとにかく集まって，病床管理
　　（ベッドコントロール）とそれからそれ以外の情報共有ということでやり
　　ましょうということで始めたんです。（略）でも，ほとんどが集まってき
　　て，すごいたくさんのデータをやりとりしてますし，たとえば，その運用
　　自体はみんなすごくいいですよって言っていて，病床管理のことを必ずこ
　　こでやるじゃないですか。

　この語りにおいても，師長さんたちが「主体的」「自主的」にこれを行なってい
ることが強調される。それは，「最初やるときに」私たち（看護部）が主導す
るのでは「お任せ」になるためだ。そうではない「師長さんたちが自主的に運用
をする形」を重視するからこそ，どの立場「から」始めたのかが強調されるのだ。
　筆者たちが病棟でフィールドワークをしていた際にも，9時半少し前になると，

師長さんが「そろそろ看護部に行ってくる」と言い，病棟の看護師も当然のようにこれに応じていたのを見かけた。このミーティングを始めて半年以上経っていたため，当の師長さんにとっても病棟のスタッフにとっても習慣化していたと思われる。すでに，集まる時間，参加者，目的，情報交換の内容等を記した運用規定も作られ，司会進行をする師長の当番表もできていた。

このミーティングで行なわれていることに「病床管理（ベッドコントロール）」と「情報共有」がある。そもそも朝のミーティングは，病床管理をスムーズにさせるために提案されたが，当初，それを師長たち「みんな」が必要ないと応じた。そのような状況であったにもかかわらず主体的に始められたのは，いかなる事態においてであったのだろうか。

（断片 12：インタビュー）
[60]：その病床管理っていうので，まず入ったんだけど，やっぱり4月は，必
　　　要性は感じないよなと思ったのですよ，やっぱり。
[M]：いずれ，じゃあ，必要になるだろうという意識はお持ちになって。
[60]：そう。1月から始めたんですけど，その1月，2月，3月というのは，す
　　　ごく（ベッドが）混んでしまって，みんな大変な時期なので，まあ，そう
　　　いう時期が始める時期かなとは思っていたんだけど，ある師長さんがそう
　　　いうふうに言ってくれて，その実はもうちょっと前に，そろそろ私，提案
　　　してみようかなとか言ってくれていたんですよ。

[60] 部長が師長たちにミーティングを提案したのは，4月だった。しかし4月は，多くの医師が異動をするため，患者数が少なかった。だから「困らない」と [60] 部長は言う。他方で [60] 部長は，まるで予測をしていたかのように，一旦は「じゃあいいですよ」「そういう時期が来たら始めましょうね」と「だけ」言っておいたと語る。この語りでも，いずれこのミーティングが必要になると思っていたのかという調査者 M の質問に対して「そう」と応じている。

実際に，「（ベッドが）混んで」きて「みんな大変な時期」である1月，2月，3月が「始める時期かな」と思っていたと言うが，その時期に始めることを提案したのは [60] 部長ではなかった。再提案の少し前から，ある師長が「やってみるのもいいんじゃないですかね」「そろそろ私，提案してみようかな」と言ってくれていた。これが繰り返し語られたのは，師長の方からそう言って「くれた」，つまり師長の主体性を大事に思ったからであろう。

その師長の提案に対しては，他の師長さんたちはみんな「そうですね」「じゃあやりましょう」と言って応じた。この流れで［60］部長は，「これは何か定着したかなって感じで」と語った。ミーティングがいかに始まったのかを語っていたにもかかわらず，「定着した」と，すでにそれを実現し終え見届けたような表現をしたのは，師長たち「から」の主体的な動きがその実現と強く結びつくと考えていたためであろう。たとえば，着任前に言った□県の病院で行なわれていた，師長主導の師長会がそうであったように。

　この提案は，初めから「具体的にもくろんでいたわけじゃ」なかった。［60］部長は，「そのまま言わないかもしれないもんね」と言いつつも，「そう。どうだろうと思ってたんですけど」と語り，待っていたことは肯定する。そしてその提案の根拠に，「私はやっぱり情報管理ってすごく大事だと思っているんですよ。まあ，人，物，金と言うけれど，情報こそが，私たちが常に判断していく中で必要なものじゃないですか」と語り，自身が大事にしている「情報管理」を置く。

　この情報管理には，情報を交換し共有する場を作ることも含まれている。

（断片13：インタビュー）

［60］：今までは，え，うちですかって言ってた師長さんがいますよね。うちにしかベッドがないですかと。個別にやると，そういうふうに言っていた人たちがいて，で，それではベッドコントローラーが困って，いや，ちょっとあっちもこっちもって，こう言うふうに調整するわけじゃないですか。（略）でも，ここだと顔が見えるので，ちょっと整形が入らなくて困っているんですよって言って。じゃあ，ちょっと待ってくださいね。うちのあの人は午後帰ることになっているから，ここでよければ取れますよとかという，やっぱり顔が見えて話すっていい。こういうことなんだと思うような変化が現れたんですよ（笑）。それはうまく言い表せないんですけど。

　ベッドコントロールを「個別にやる」と「うちですか」「うちにしかベッドがないですか」と言う師長の例を挙げているが，ここで表現されている「うち」や「あっちもこっちも」は，それぞれの師長が他の病棟の状況が見えないままに「うち」を問われて応じている様を示している。それがこれまでのやり方だった。しかし「みんな」で集まって「ここ」で行なうミーティングでは「顔」が見える。この「顔」については，次のようにも語られた。

（断片14：インタビュー）

[60]：部署間はもう顔が見えて，みんな患者さんの情報をメモで渡したりとか，こういうところを気をつけたほうがいい患者さんなんですよという，そのポイントを話しているじゃないですか，実際に。で，そういう個別のミーティングが終わった後，病棟間同士，3病棟の中でやったりとか，2人でやったりとかしているので。

「部署間はもう顔が見えて……」。この語りより，ここでは単に相手である師長の「顔」を物理的に見ているだけではないことがわかる。顔を見ることで師長さんたち「みんな患者さんの情報をメモで渡したり」という動きが始動する。それが「個別」であったり，複数の病棟間で行なわれたりもする。つまり顔は，相手である師長の「顔」のみではなく，患者を受け入れてくれる病棟であり，その病棟のスタッフであり，「うちのあの人は午後帰ることになっているから」と語られる病棟の患者の状況なのである。ミーティングでは，相手の「顔」だけではなく自分の病棟の「顔」も示すため，互いの状況の理解と調整が，さらには複数人とのやり取りが実現する。

　加えて，これはフィールドワークで筆者たちが経験したことだが，次のようなやり取りもこの場で起こっていた。参加したある日のミーティングの前日の夜，筆者たちは夜勤帯に救急外来で調査をし，その際，当直師長に同伴させてもらった。たくさんの救急車を受け入れそれに応じる一方で，病院の中で起こるさまざまなトラブルなどが当直師長に報告されていた。その1つに，筆者たちのフィールドワークの時間内に解決できないこと，かつ筆者たちも少しだけ関与したことがあった。心配しながらも，調査終了時間になったため病院を後にしたが，翌朝，このミーティングに参加すると，当直師長が筆者たちの顔を見るや否や近寄ってきて，問題が解決したことを教えてくれた。その時，一緒に「よかったですね」と言い合った。

　このとき起こったことを振り返ると，確かに，互いに「顔」を見合ったわけであるが，それは単なる「顔」でも，単なる「見る」という行為でもなかった。相手の「顔」は両者に前日の夜勤中のことを想起させ，その相手に応じることを促し，それが情報を分かち持つことを実現させた。それは相手やともに経験した出来事への関心を生み出させ，その関心とかかわることを可能にする。ここでのやりとりは，単に情報を交換しているだけではなく，もっと厚みのある身体性を含んだ出来事の交換を成り立たせている。つまり，ある問題に対して応じるという

行為をともに行ない，その応じることの結果として解決できたことだからこそ，「ともに」行なった者の「顔」は互いを引き寄せる。このように考えると，「顔」が見えるミーティングでは，互いの身体性，つまりはっきり自覚できない応答も含まれており，それゆえ［60］部長は，「こういうことなんだと思うような変化」を経験したにもかかわらず，それを「うまく言い表せないんですけど」と語ったのであろう。

5．新たな仕組みの「副産物」

さらに，「副産物」として，他の部署がこのミーティングの場を使うようになったことも，重要なこととして語られた。

（断片 15：インタビュー）
［60］：あと，副産物としては，他の部署が，医療安全，感染，退院，臨床工学科，薬剤部，総務課，検査部，ボランティアとか，そういう人たちがここを情報発信の場に使うようになったんです。今朝も，実は企画の人が来ていたんですけど。
　［N］：全員の師長さんの集まる機会って大事です。
［60］：大事ですよね。周知するのに。
　［N］：はい。師長会だけだと……。[4]
［60］：それで，他部署がここに。だから，最初のころは，いや，9時半にじゃあ，集まるので，直接説明してもらえますかって言って，何人か呼んでいたんですよ。そのうちに，今度は説明したいから行ってもいいって言うようになって，（略）で，これは直接来てくれるので，師長さんたちも，でもこういうときはどうするのとか，ちょっと質問が出たりするときがあるじゃないですか。そのとき，もし又聞きの，私だったら，ちょっと待って，またそれ確認するねってなったりするじゃないですか。でも，そこで答えてもらえたりするので，それがすごくいいですねって，師長さんたちが言ってくれて。他部署が入って，チーム医療の推進になった。

［60］部長は，看護部の方針を語った際，その対象を看護師等に限定せず「人

---

[4]　師長会は 1 ヵ月に 1 度行なわれるのみであり，出席者も明確であり議題も事前に決められている。他方で，朝のミーティングは，毎日行なわれており，そのつど必要な事項が追加される。そのため，「師長会だけだと」と言葉を挟んでいる。

に対して」と表現していた。この表現には，看護部を他部署へと開いていこうとする意志が見て取れる。その1つの実現が，看護部で行なわれる師長たちのミーティングへの他部署の参加であろう。

　このミーティングは「ここ」という表現で語られ，「情報発信の場」として意味づけられる。ミーティングを始めた当初，[60] 部長は，師長が集まるこの場に，他部門の「何人か呼んで」「直接説明して」もらうように依頼をしていた。しかし，これを続けるうちに事態が変化していく。「そのうちに」「言うようになった」「使うようになった」という表現がこれを言い当てている。最初に行なった以上の誘いは語られておらず，「今度は説明したいから行ってもいいって言うようになって」と，他部署の人の言葉を挟んでいることから，自ずとこうした変化が見られるようになったのであろう。こうなるように積極的に働きかけずとも，他部署に活用される場になったのは，先に述べたように，師長たちの主体性が実現し，何よりも「本当に現場に伝わる，全部の現場にしっかり伝わる」ということを関係者皆が実感したためではないだろうか。場を作っている師長たちも「すごくいいですね」と評価をしていることから，直接のやり取りは，情報を確認して，現場までしっかり浸透させる機能を持ち合わせている。[60] 部長の言う「情報管理」とは，こうした事態のことも含まれているのであろう。

　[60] 部長の立ち位置にも注目したい。「もし又聞きの，私だったら，ちょっと待って，またそれ確認するねってなったりするじゃないですか」「私が聞いてきて話すんじゃなくて，やっぱりその人たちがちゃんとここに来て話をしてくれるので」という語りより，[60] 部長は情報を伝達する媒介者になろうとはしていない。関係者皆が直接やり取りできるよう，[60] 部長はむしろ身を退いているのである。自身が情報を伝える中核に居ないようにすることで，「全部の現場にしっかり伝わる」ことが実現する。他方で，そうなるような促しである，最初の提案や「みんな」が言ってくるのを待つこと，さらに「説明してもらえますか」と呼んでくること，などの働きかけがなければ，こうした動きは実現しなかったといえる。提案しては少し退きつつ待つ。これは，[60] 部長の情報管理の1つの方法と言えるだろう。そして実現したのは，[60] 部長の言葉通り，他部署が入った「チーム医療の推進」であり，それを実現する場の継続であった。

6．現場がやっぱり変わっている

　[60] 部長へのインタビューは，部長になった当初と2年目が終わる頃に行

なった。2回目のインタビューでは，病院の雰囲気が大きく変わったことが語られた。その変化は，すでに2年目当初から始まっていたようで，たとえば病院長は，いろいろな病棟を回って意見を聞いているようだが，その院長が「雰囲気が変わってきたんじゃない」と［60］部長に伝えてくれたという。

　この変化を語る際に［60］部長は，自身の変化についても言及している。

（断片16：インタビュー）

［60］：で，私も力が入っていたからというのもあると思うんですよね，たぶんね。でも，今はですね，私はとにかく人を確保するのが私の仕事だから，とにかく人を確保するぞと。それと，人を確保して育てるのが私の仕事だから，私はその仕事に徹しますと。

　看護部長になった当初を振り返り，［60］部長は自分に「力が入っていた」と言う。別の箇所では，前の部長のようにはできないために，「違う路線」で行こうと思っていたが，それ自体を「何か意識しすぎていた」と語っている。しかし1年を経て，［60］部長は自らの役割を，「私の仕事」という言葉を繰り返しつつ，「人を確保する」「人を確保して育てる」ことに定め，これに徹すると語る。先に，情報の媒介者として［60］部長が少し後退していることを記述した。この「私の仕事」に「徹する」という語りは，その控えることの別様の表現といえる。

　院長も伝えてくれた病棟に表れた変化は，次のような事柄であった。

（断片17：インタビュー）

［60］：人（訪問者）も年がら年中，こうやって来ていまして。見学にも。そういう状況で，もう事前に（病棟に）電話なんか入れないし，突然ご案内するし。でも，すごくウエルカムですねって言っていただくようになったんですよ。誰にも。

［N］：そうですか。

［60］：ということは，現場がやっぱり変わっているし，学生指導でも，何かそういうきついだの何だのという話は一切聞かなくなったので。

［N］：そうなんですか。

［60］：あ，変えてるじゃんと思って（笑）。少し変えたので，みたいな。

［M］：次第に浸透していったということなんですかね。お考えが，こう。

［60］：どうなんですかね。

［Ｍ］：いつごろから，そういうふうに実感……

［60］：それは，師長さんに聞いてみないとわからないですよね。

　病院へは「年から年中」人が訪問や見学にやって来る。このことがあえて語られるのは，これも１つの変化であるためだろう。そして，［60］部長はそのつど，病棟などに「突然ご案内する」のだが，訪問者の「誰にも」，言い換えると，どの病棟に案内をしても「ウエルカム」という態度が徹底されている。また，「そうなった」と語られていることから，ここにも変化を見て取ることができる。

　［60］部長も，先に紹介した「学生指導」のような「厳しい」「きつい」という応答が聞かれることがなくなったことなどを根拠に，「現場がやっぱり変わっている」ことを実感しているようだ。

　ここで注目したいのは，「現場」という言葉である。この言葉は，かつて［60］部長が，師長たちは看護部は「わかってくれない」と思っていると語った際に，看護部と師長たちとが身を置く場の区別のために用いられていた。しかしここでは，「現場」を語りながらも，それを自分が身を置いていない場所としては語っていない。言い換えると，「現場」を外側から見てはいない。「あ，変えてるじゃんと思って」という自らの気づきを孕む言葉の直後に，師長たちの，さらには現場の看護師たちの応答とも受け取れる「少し変えたので」という表現を続けていることから，［60］部長はつねに現場に身を置き現場と対話をし，これを形作ってきたのだろう。

　この「ウエルカム」という病棟の訪問者の受け入れについては，下記のようにも語られた。

（断片 18：インタビュー）

［60］：でも，その見学に来てくれる人は，ウエルカム，どこの病棟に行ってもウエルカムですねって言う。みんなウエルカムですよね。うちのところに来てくれるかと思うのもあるらしくて。

［Ｎ］：なるほど（笑）。

［60］：それもあるんですけど。でも，本当によくいらっしゃいましたと，よく見ていってくださいって，うちの現状はこうなんですよって言って，ちゃんと手を止めて，その病棟の特徴を言ってくれたりとか，今，新しく，今年の１年生ですよって言って，わざわざ呼んで話をさせたりとか，みんなするんですよ。師長さんたちが。

（略）

［60］：そうなんですよ。なので，すごく自然にやってくれているみたいで，ま
　　　あ，見学で帰って。私はここでいろいろお話して，で，副部長たちに連れ
　　　ていってもらっているんですけど，帰ってきてから話すんですけど，そう
　　　すると，そのウエルカムがいいですねっていうのと，何かこう迎え入れて
　　　くれているっていう，何て言う，受け入れてくれているっていう，そうい
　　　う感覚。そういう風土というか，それがありますねってほとんどの人が言
　　　うので，きっとそういうふうに迎え入れてくれているんじゃないかなとは
　　　思うんですけど。

　「どこの病棟にいってもウエルカム」「みんなウエルカム」のように［60］部長
は「ウエルカム」を繰り返し，その理由を「うちのところに来てくれるかと思う
のもあるらしく」と語る。しかし，「それもある」「でも」と言って，それ以上の
理由は語られない。［60］部長にとっては，ウエルカムであることの理由が問題
であるのではなく，「みんな」「師長さんたちが」「そういうふうに迎え入れてく
れている」という事実が重要であるようだ。
　このウエルカムの内実は，「本当によくいらっしゃいました」「（うちの現状を）
よく見ていってください」と言って，「ちゃんと手を止めて」病棟の特徴を説明
すること，あるいは，「今年の1年生」を呼んで説明をさせたりすることでもあ
る。これを師長たちが「自然にやってくれている」と［60］部長は語る。こうし
た語りから，ウエルカムは［60］部長が望んでいることであり，師長たちも病棟
もそのような態度に変わったことがここでは示されている。
　かつて，「学生指導」で「ちょっともめた」際には，師長たちが「それ以上で
きない」と訴えていたことを紹介した。師長たちは，学校からの指摘を受けた看
護部からの提案を受け入れることのできない状態だった。しかし今ではむしろ，
師長たちは訪問者をも積極的に迎え入れている。しかし，この迎え入れている事
実を部長は直接見ているわけではない。「見学に来てくれる人」が，病棟の見学
から帰って来て話す，その際に「ほとんどの人が言う」ことによって知るのであ
る。ここでも部長は，一歩後退した立場から状況を見つめる。病棟へ案内するの
は副部長であり，迎え入れることを「やってくれている」のは，各病棟の師長で

---

［5］　後に［60］部長は，職員数が増えている現状があったことも関係していた可能性があることを
　　教えてくれた。

ある。「みんな」に委ねることによって実現する「ウエルカム」という迎え入れ，こうした態度に，院長も見学者も関心を寄せているのである。

7. 看護部から病院の管理へ

　こうした「風通し」の良さにもかかわる変化は，看護部のみではなく，病院全体にも見て取れる。[60] 部長は 2 年目より病院の副院長を兼務し始め，院長，副院長，事務局長が参加する三役会にも出席するようになった。また，副院長として担当する役割もあり，医師や検査部の部長なども相談に訪れるようになった。病院運営は，院長の「独断とかではなく，必ず三役会というこの会議を最高決議にしてくれて」「この中で決めようと言って」進められる。院長に対して「きつい」ことが言われる場合もあるが，院長は「こういう人は大事なんだよ，僕にとって，と言う人なので」と，看護部の方針とも重なる発言をしている。こうした発言や病院のあり方の中で，新たな看護部の方針も定着してきており，互いに互いの方針を擦り合わせつつ病院全体の方針が作られ，病院全体が変わってきた，と言えるだろう。

　この変化の中で，[60] 部長が副院長の役割を担うことについては，次のように語られた。

（断片 19：インタビュー）
　[60]：ここの調整は，たぶん私の持っている情報だと思います。この人たちの間を，何かコミュニケーションで調整する必要はあんまりないんですよ。だから，たぶんこのときに，現場の情報ですよね。この人たちは診療科なので，もちろん病棟にもいるし，外来にもいるけれど，まあ，医師として見た情報はもちろんあるんですけれど，やっぱり患者さんの情報を持っているのはここ（看護部）なので。
　[N]：なるほど。
　[60]：私は，やっぱり情報をどういうふうに管理，たぶん看護部長がいることがいいというのは，たぶん本当に医療って現場なので，現場の情報をどれだけ，こう正確にたくさん持っているかということなのかなって思うんですよ。だから，何かを判断するときに，すごく，患者さん，現状に即した，その妥当な判断が，自分がしているかどうかわからないけど。でも，現状に即した判断をしていると思っているんですけど，そういうことを言え

168

ば，それがすごくそこでの，判断の1つの基準になったりとか。(略) で，私たちは，やっぱりそれぞれの立場で持っている情報をこう出す。そうすることで，よりその現状に即した，この三役会としての判断ができる。

　「ここの調整」「この人たちの間」という表現で語られているのは，病院の運営を担う院長，副院長，事務部長であり，言い換えると三役会に参加する人たちのことである。この会，そしてここの人たちは「コミュニケーションで調整する必要はあんまり」ない。そうではなく，「私のもっている情報」が「調整」になると［60］部長は語る。その情報は，三役会の1人ひとりが異なった場にいるために持つことになる異なった情報のことを意味する。［60］部長の情報が特に意味を持つのは，「ここ」と言われる看護部が，「現場の情報」「患者さんの情報」を持っているためである。そして，「やっぱり情報をどういうふうに管理」するのかが重要だと言い，「たぶん本当に医療って現場なので，現場の情報をどれだけ，こう正確にたくさん持っているかということなのかな」と思うと言う。

　ここで［60］部長は，調整することを，情報を持っていることだと言った。さらには，情報を管理することも，現場の情報を正確にたくさん持っていることだと言う。［60］部長にとっては，「何か」「現状に即した判断をするときに」「それぞれの立場でこう持っている情報を出す」ことが大切なのである。

　このように見てくると，調整や情報の管理は，［60］部長が目指した「風通し」が良いことそのものではないだろうか。何かに能動的に働きかけることよりも，風通しが良い状態を作ることが，それぞれの役割に必要な情報を持たせ，調整や管理，そしてその場に適した判断を実現させるのである。それは，三役会でも，看護部でも，病棟間でも「自然に」起こりつつあることだ。

　看護部長の管理の実践は，自身もその一端を担いつつ，師長や看護師，事務，院長等々による情報の風通しとして行なわれていた。そうであれば，看護部長の管理は，部長が行なうことというよりも，むしろ病院の人びととともに担う"協働する管理"なのである。

終　章

1.　看護実践とともにあった改革

　本書のもとになった急性期病院での看護実践の調査は，2007年に開始され，12年を過ぎた今もなお継続している。当初は，これほど長期間の調査になるとは考えていなかったが，病院の看護実践が次々と示す新たな側面に関心を向けて調査を計画すると，自ずとこれを継続することになる。最初に入ったのは内科病棟だったが，病棟の看護師たちの実践を追っていくと，自ずと他部署や多職種の実践へも目が向き，さらに病院という単位から，その病院が支援している地域にも関心の矛先が向かっていく。地域の状況を把握しようと考え，県の看護協会や市庁舎，県庁へも訪問をさせてもらったことがある。

　それもそのはずだ。改めて，この間の法改正を確認すると，2011年（平成23年）には，改正介護保険法が成立し，ここで初めて「地域包括ケアシステム」の理念が提示された（厚生労働統計協会 2019: 258）。翌2012年には，社会保障・税一体改革大綱が閣議決定され，社会保障分野の一翼を担う医療について，①病院・病床機能の分化・強化，②在宅医療の推進，③医師確保対策，④チーム医療の推進が方針として掲げられた。これらはその翌年に，「持続可能な社会保障制度の確立を図るための改革の推進に関する法律（プログラム法）」として法的に位置づけられた（ibid.: 186）。これを受けて2014年には，「地域における医療及び介護の総合的な確保を推進するための関係法律の整備等に関する法律（医療介護総合確保推進法）」が成立し，この柱の1つとなった「地域における効率的かつ効果的な医療共有体制の確保」の中心となるのが，「病床機能報告制度および地域医療構想」である。病床の医療機能が，①高度急性期，②急性期，③回復期，④慢性期とされたのも，この法律においてである（ibid.: 187）。

　筆者たちの調査先は，地方都市に位置する，高度専門医療や救急医療を提供する急性期病院である。地域医療支援病院として地域の医療機関と緊密な連携を図り，地域医療への貢献もめざしている。上述した法改正が行なわれたまさにその頃，私たちは本書で紹介をした調査を行なっていた。調査を始めた頃は，事実を

見て取るのが精一杯であり，変化にまで関心が向いていなかった。が，その後この病院では，次々と新たな改革が行なわれ，2020年現在もその動きは止まっていない。当初より，改革の準備は着々と進められ，私たちは看護師たちの関心にその動きを見て取っていたのであろう。その結果，この動きに追いつくように，調査を続けることになったように思う。

2．病棟における看護の協働実践

本書で試みたのは，こうした社会的背景のもとにある急性期病院を調査先とし，ここで働く看護師たちの実践がいかに成り立っているのかを，実践者たちの関心を追いつつ記述することであった。最初の調査先であった呼吸器・循環器内科病棟の看護師たち，病棟師長，そして看護部長の実践と経験を一通り記述して見えてきたのは，本書に登場した参加者たち1人ひとりの実践が，つねに協働的に成り立っていたことだ。各章の協働実践を振り返ってみよう。

第1章では，「音」がいかに経験されているのかを記述したが，たとえば看護師は，自分の担当する患者からのナースコールに，他の看護師よりも先に気づいて応答することを重視していた。そうでないと，他の看護師が担当する患者に行なっているケアの手を止めて，ナースコールに応じることになる。看護師たちはそれを避けようとしていた。それゆえ，担当する患者への応答は，同時に，他の看護師たちのケアや関心の編成に対する配慮を含みもっているという意味で，協働的であった。また，それにもかかわらず，第1章に登場した看護師は，自分が担当する患者のもとへ急いでおりながら，その途中で，担当していない患者の「音（ナースコール）が鳴った覚えがない」状態にも応じていた。看護師たちは，受持ち患者に注意を向けながらも，いつでも他の患者への対応ができる状態を作っており，その意味で，この潜在的応答も協働的実践の現われといえるだろう。

患者への関心が協働的であるという意味では，第2章，第3章の「痛み」に応じる実践は特徴的であった。それは，長期間にわたって，看護師たちが1人の患者の痛みに関心を向け続けることにおいて生じた実践であったためだ。そのような患者の状態は，特に，その患者のケアに責任をもつプライマリーナースにとっては「気になる」。が，その気がかりは病棟の看護師「みんな」の関心でもあり，申し送りやカンファレンスでもたびたび「みんな」によって報告・相談され続けていた。さらにこの関心は，プライマリーナースの，他の看護師にも注意して欲

しいという意図によっても実現していた。それが，病棟の看護師たちによる報告や相談を作っていたのであるから，関心を向けるという協働は，一方で意識する手前で意図せず生じる患者の状態への応答として成り立ちつつも，他方で，意図によって促がされる注意によっても成り立っていたといえる。

　この「気になる」を経験している看護師たちによって，「痛みスケール」に関する議論をしたカンファレンスが第3章で記述された。本書では，スケールという測定装置をどのように使うかという議論を「方法論的議論」と呼んだ。カンファレンスでの議論そのものがすでに協働的であり，病棟に勤務する看護師たちが問題を共有していく実践となっていたが，さらにこの協働する議論は，チーム全体としての治療方針の決定と患者の訴えとを調停することを可能にしていた。またこのカンファレンスには，病棟の看護師であり，かつ緩和ケア推進委員会の委員でもある看護師が参加していた。その緩和ケア推進委員の発言は，病棟の議論に委員会の考えや問いを挟み，病棟と病院の委員会の議論を結びつけ，協働を開いていく萌芽としても働いていたと考えられた。

　管理室では，カンファレンスや申し送り，医師との相談などのワークが行なわれていた。この場には，病棟の多様な立場の看護師たちが出入りをして，病室の1人ひとりの患者への看護を調整してもいた。第4章では，こうした協働が行なわれる管理室という場を「協調のセンター」と呼び，そこで為される実践が，病棟の時間と空間を編成していたことを記述した。言い換えると，この編成を達成させる協働が，管理室を「協調のセンター」として機能させていたのである。

　協調のセンターで，とりわけ多くのワークに携わっていたのが，リーダー看護師である。それゆえ第5章では，申し送りからリーダー看護師へ行なう報告までの実践において，病棟の時間と空間の秩序を成し遂げるワークを記述した。この時間の幅をもつワークは，申し送りにおいて皆で編成した規範的な期待を利用しながら，その期待を更新していく実践となっていた。その際，リーダー看護師は，部屋持ちの看護師たちがそれぞれの病室において行なっているワークを協調させる機能を果たしているという意味で，「協調のセンター」という場の中に位置づけられていた。しかしその協調は，リーダーが能動的に行なっているばかりではなく，むしろ部屋持ちの看護師たちが報告をする機会を探し，作り出すことによって可能になる協調であり，それゆえ協調も協働によって成し遂げられていると言ってよい。

3. 病棟から病院全体を志向する協働実践へ

　続く第6章と第7章では，同一の急変への対応について，一方で，その場に直接関与した実践を，他方で，その対応からむしろ離れる病棟師長の実践を紹介した。本書では急変を，組織のワークの一部という意味で「ノーマルトラブル」と理解した。実際に，それに気づくや否や，その患者の受持ち看護師は救急カートを押してその患者の部屋に向かい，それを見た複数の看護師たちが一緒に病室に向かって，すぐさま対応を始めていた。急変という状況は「焦点が定まった集まり」を作り，その集まりが医師を呼び，また医師の指示に基づく処置が実現できるよう環境を作り出していった。この急変への対応が，「開始」から「終了」（通常のワークの流れへ）という局面へ移行していたことから，ここでは集まりの動きとその移行が協働として記述された（第6章）。

　他方で，急変を知った師長もその集まりに引き込まれていったが，複数の看護師が対応に参加をしているのを見ると，急変対応ができる場である個室を確保することへと促され，それを係長に伝えると，「あとは，任せておこう」とつぶやいて通常業務に戻った。これは，師長がその場に入ってしまいたくなる気持ちを押し留めようとした言葉であったが，同時に，急変の場だけに集まらないよう関心を別の場へと分配させる言葉でもあったのだ。第7章ではこの師長の，病棟全体，そして病院全体を展望する実践を記述した。急変の前，師長は救急病棟との電話で，病棟に受け入れる患者について相談をしていた。しかし，急変対応のために個室が必要になると即座にそれを断った。この実践は，病棟のベッドコントロールとともに，病院全体のバランスにもかかわる病院のベッドコントロールの一部としてなされていた。救急病棟の患者を自身の病棟に受け入れるということは，病院が救急患者を受け入れる病床を作ることにつながる。タイミングを見てそれをすることは，病棟の状況と病院全体とをつなげる実践をすることになるのだ。そのため師長は，「上」「周り」「次」「未来」を志向する管理を期待されているというが，それと同時に，病棟の看護師たちの看護をしたという実感を作ることをも志向した実践となっていた。それゆえ，集まりから離れる師長の実践は，病院全体の中に位置づけられた協働を担っていたことになるだろう。

　この病院のベッドコントロールは，毎朝，看護部において師長たちが対面するミーティングで，情報交換とともに行なわれていた。看護部長が提案し，師長たちがこれを必要としたときに実現したミーティングだ。だから筆者たちは，看護

部長及び看護部の管理の実践へと関心を向けることとなった。看護部長は，「風通し」のよい看護部になることを方針とし，3名の副看護部長とともに全病棟の師長との間で，さらにすべての部署の看護師，他職種との間でこれが実現することを推進した。その1つの取り組みが，ベッドコントロールのためのこのミーティングであった。顔の見える場所は，他の部署の人たちにも活用され，まさに風通しのよさを実現した場となった。その延長で病院長，事務部長らと行なう三役会議が行なわれ，"協働する管理"の実現へと向かった。このミーティングで行なわれていたことは，一方で病院内の病床数と配置の調整であるが，それは，地域へと開かれている救急病棟のベッドを空けることでもある。夜間診療の当番日には，救急患者をいつでも受け入れられる体制を作り，協働する管理はそれを実現していくのである。受け入れるのは患者のみではない。見学者や看護学生の実習なども受け入れることとして議論されていた。この対外的な関係においては，看護部長は病院の「うち」に位置づけられながらも，「うち」へ意見を述べる際には，その「うち」と対立することもあった。病院内と病院外の間というように，単純に位置づけられないのが，看護部（長）の立ち位置であり，それが風通しの良い看護部の協働のあり方を作っていた。

　このように見てくると，1人の看護師が，病院を代表して"1人の患者"に向かうことが叶うのは，その実践自体がすでに協働的であるばかりではない。それだけではなく，カンファレンスにおける方法論的議論，協調のセンターとしての管理室という場，申し送りとリーダーへの報告，急変に時間の区切りを与えること，病院全体のバランスを見ること，そして風通しを良くする管理という一連の協働を支えとして，であろう。いずれの実践も，この連関の一部の"協働する人びとの方法"として成り立っていた。それは，常に看護師1人で完結させることのできない，いのちを預かる急性期病院の看護のあり方であるともいえる。

4．急性期病院から地域へ

　本書では，実践者たちから論点を受け取る，という方針によって，人びとの方法としての協働の連関を辿って，1人の看護師による1人の患者への実践から病院全体のバランスを志向する看護部の実践の記述へと至った。このバランスにおいて，看護部にて行なわれるベッドコントロールはとても重要な位置づけにあり，その際，つねに気にかけられていたのが救急病棟の患者を専門科の病棟へ転棟させ，救急車で運ばれてくる患者を受け入れることができる準備であった。と

りわけ，夜間の当番日の前日は，看護部や師長たちの関心がここに集まった。内科の当番，外科の当番などの種類があったが，いずれにおいても救急病棟のベッドを空けておかなければ，当番病院としての役割が果たせない。

　先取りになるが，こうした実践者たちの関心を受けて，その後私たちは，救急病棟へ調査の場を移した。ちょうどその時期，調査先の病院は，建て替えの時期にあった。1年間を開けて調査を再開したときには，改築によって超急性期医療の機能が強化され，救急病棟の病床数も看護スタッフの数も増えていた。そして，それに見合った実践の方法へと組み替えられていた。先に述べた，法改正の頃と重なる。ここでの約3年に渡る調査の結果は，別の機会に報告したい。
　救命救急センターでは，主に救急病棟での調査を行なったが，何回か，救急外来の様子も見せてもらっている。ここが，救急患者を受け入れることのできる病院の入り口として機能している場所であることを知り，看護部での朝のミーティングで行われていた調整によって入院が可能になることを実感した。また，夜勤を挟んで翌朝のミーティングに参加をした際には，調査を終えてから朝までの間に入院した患者数やその状態，その間に起こった出来事のいくつかを確認することができた。
　他方で，救急病棟での調査を続けるうちに，短期入院をして専門科の病棟に移動をせずに直接，退院をしていく患者を目にすることがあった。併せて，そうした患者たちの支援に，ソーシャルワーカーが同伴することも，入退院支援センターの看護師がカンファレンスに入ることもあった。この状況が，筆者たちの目を地域連携室や外来へと向けさせた。病院の入り口と出口，つまり地域との接点に関心を向け始めたのだ。救命救急センターにおいて調査を継続していたちょうどその頃，新たな副院長（兼看護部長）のもとで，地域連携室の強化が進められており，多くの改革が進行中であった。
　本書で紹介した協働実践は，法改正の数年前からそれを受けた改革が進められていた頃の看護実践である。上述した通り，現在私たちの視線は，看護部から救命救急センター，入退院支援センター，外来，訪問看護，そして地域医療へ向かっている。急性期病院から地域への流れが，いかに作られ，いかなる協働実践が行なわれているのかを追うことが，次の課題となる。

文　献

Bernardi, M., G. Catania and G. Tridello, 2007, "Knowledge and Attitudes About Cancer Pain Management; A National Survey of Italian Hospice Nurses," *Cancer Nursing,* 30(2), E20-E26.

Button, G. and W. Sharrock, 2009, *Studies of Work and the Workplace in HCI: Concepts and Techniques,* Morgan & Claypool Publishers.

Buus, N., 2006., "Conventionalized Knowledge: Mental Health Nurses Producing Clinical Knowledge at Intershift Handovers," *Issues in Mental Health Nursing,* 27, 1079-1096

Coulter, J., 1979, *The Social Construction of Mind: Studies in Ethnomethodology and Linguistic Philosophy,* Macmillan Press.（＝ 1998 西阪仰訳『心の社会的構成――ウィトゲンシュタン派エスノメソドロジーの視点』新曜社 .）

Coulter, J., 1990, "Elementary Properties of Argument Sequence." G. Psathas, eds., *Interaction Competence,* University Press of America, 181-203.

Dierckx de casterle, B., A. Willemse, M. Verchueren, and K. Milisen, 2008, "Impact of Clinical Leadership Development on the Clinical Leader, Nursing Team and Care-giving Process: A Case Study," *Journal of Nursing Management,* 16, 753-763.

深谷陽子・安藤詳子・稲垣聡美ほか , 2006,「簡便な操作で痛みの強さを記憶する痛み計の臨床試行」*Palliative Care Research,* 1(1): 201-205.

深谷陽子・安藤詳子・稲垣聡美ほか , 2007,「がん性疼痛マネジメントにおける痛み計の効果に関する検討」*Palliative Care Research,* 2(2): 223-230.

Garfinkel, H., 1964, "Studies of the Routine Grounds of Everyday Activities," *Social Problems,* 11: 225-250.（＝ 1989 北澤裕・西阪仰訳「日常活動の基盤――当り前を見る」G. サーサス , H. ガーフィンケル , H. サックス , E. シェグロフ『日常性の解剖学――知と会話』マルジュ社 , 93-173.）

Garfinkel, H., 1967, *Studies in Ethnomethodology,* Prentice-Hall.

Garfinkel, H. and H. Sacks, 1970, "On Formal Structures of Practical Actions," J. Mckinney and E. Tiryakian eds., *Theoretical Sociology: Perspectives and developments,* Appleton Century Crofts, 337-366.

Goffman, E., 1963, *Behavior in Public Places: Notes on the Social Organization of Gatherings,* The Free Press.（＝ 1980 丸木恵祐・本名信行訳『集まりの構造――新しい日常行動論を求めて』誠信書房 .）

Goffman, E., 1989, On Fieldwork, *Journal of Contemporary Ethnography,* 18(2): 123-132.（＝ 2000 串田秀也訳「フィールドワークについて」好井裕明・桜井厚編『フィールドワークの経験』せりか書房 , 16-26.）

Graham, K. C. and M. Cvach, 2010, "Monitor Alarm Fatigue; Standardizing Use of Physiological Monitors and Decreasing Nuisance Alarms," *American Journal of Critical Care,* 19(1): 28-34.

Hacker, P. M. S., 1993, *Wittgenstein: Meaning and Mind:* Volume 3 of an Analytical Commentary on the Philosophical Investigations, Part Ⅰ: Essays, Blackwell.

原明子・林優子, 2015, 「クリティカルケア看護領域における看護師の臨床判断と影響要因との関連」『大阪医科大学看護研究雑誌』5: 15-27.

Heath, C., and P. Luff, 2000, *Technology in Action,* Cambridge: Cambridge University Press.

Heritage, J. 1984. "A Change-of-State Token and Aspects of Its Sequential Placement," J. M. Atkinson and J. C. Heritage, eds., *Structures of Social Action: Studies in Conversation Analysis,* Cambridge: Cambridge University Press, 299-345.

平田明美・戸梶亜紀彦, 2013, 「病棟看護師長の役割認識に関する研究」『日本医療・病院管理学会誌』50(4): 15-24.

Hochschild, A. R., 1983, *The Managed Heart: Commercialization of Human Feeling,* University of California Press.（＝ 2000 石川准・室伏亜希訳『管理される心——感情が商品になるとき』世界思想社 .）

Holmberg, M. and I. Fagerberg, 2010, "The Encounter with the Unknown; Nurses Lived Experiences of Their Responsibility for the Care of the Patient in the Sweden Ambulance Service," *International Journal of Qualitative Studies on Health and Well-Being,* 5: 5098–DOI: 10.3402/qhw.v5i2.5098.

家子敦子・原玲子, 2009, 「東北地方における急性期病院の看護師長が抱えている退院支援の構造」『日本看護管理学会誌』13(2): 13-20.

池谷のぞみ・岡田光弘・藤守義光, 2004, 「病院組織のフィールドワーク」山崎敬一編『実践エスノメソドロジー入門』有斐閣 , 192-203.

Ikeya, N. and M. Okada, 2007, "Doctors' Practical Management of Knowledge in the Daily Case Conference," D. Francis and H. Hester eds., *Order of Ordinary Action: Respecifying Sociological Knowledge,* Ashgate, 70-103.

今井多樹子・宮腰由紀子・高瀬美由紀, 2013, 「「初心者レベル」の看護師に求められる ICU 看護の知識の概念化」『日本看護研究学会誌』36(1): 49-59.

稲垣聡美・加藤勝義・福浦久美子ほか, 2006, 「がん患者が訴える痛みの表現に基づく痛みの評価（第 1 報）——痛みの評価方法の検討」『医療薬学』32(8): 776-787.

陣田泰子編 , 2009, 『看護現場学の方法と成果——いのちの学びのマネジメント』医学書院 .

門脇俊介 , 2010, 『破壊と構築——ハイデガー哲学の二つの位相』東京大学出版会 .

串田秀也 , 2006, 『相互行為秩序と会話分析——「話し手」と「共 - 成員性」をめぐる参加の組織化』世界思想社 .

国立がんセンター中央病院薬剤部 , 2006, 『オピオイドによるがん疼痛緩和』エルゼビア・ジャパン .

小島悦子・菊池美香 , 2007, 「認定看護師がとらえる一般病棟に所属する看護師のがん性疼痛マネジメントを阻害する因子」『天使大学紀要』7: 77-84.

厚生労働統計協会 , 2019, 『国民衛生の動向・厚生の指標 増刊』66(9).

Lerner, G. H., 2004, "Collaborative Turn Sequences," G. H. Lerner ed., *Conversation Analysis: Studies from the First Generation,* John Benjamins Publishing Company, 225-256.

Lynch, M., 1991, "Method: Measurement - Ordinary and Scientific Measurement as Ethnomethodological Phenomena," G. Button ed., *Ethnomethodology and the Human Science,*

Cambridge University Press, 51-76.

Lynch, M., 1993, *Scientific Practice and Ordinary Action: Ethnomethodology and Social Studies of Science,* Cambridge University Press.（＝ 2012 水川喜文・中村和生監訳『エスノメソドロジーと科学実践の社会学』勁草書房 .）

Lynch, M., 2000, "Ethnomethodology and the Logic of Practice," T. R. Schatzki, K. Knorr Cetina and E. von Savigny eds., *The Practice Turn in Contemporary Theory,* Routledge: 131-148.（＝ 2000 椎野信雄訳「エスノメソドロジーと実践の論理」情況出版編集部編『社会学理論の〈可能性〉を読む』情況出版 .）

Lynch, M., E. Livingston and H. Garfinkel, 1983 "Temporal Order in Laboratory Work," K. Knorr-Cetina and M. Mulkay, eds., *Science Observed,* Sage, 205-238.

前田泰樹 , 2008,『心の文法――医療実践の社会学』新曜社 .

前田泰樹 , 2013,「急変に対応する――看護ケアのエスノメソドロジー」『現代思想』41(11): 191-203.

前田泰樹 , 2015,「「社会学的記述」再考」『一橋社会科学』7: 39-60.

前田泰樹 , 2017,「『メンバーの測定装置』としての『痛みスケール』――急性期病棟における緩和ケアの実践」水川喜文・秋谷直矩・五十嵐素子『ワークプレイス・スタディーズ――はたらくことのエスノメソドロジー』ハーベスト社 , 171-188.

前田泰樹 , 2019a,「申し送りをする――病棟の時間と空間の編成」『立教社会福祉研究』38.

前田泰樹 , 2019b,「保健医療社会学におけるエスノメソドロジー・会話分析の現在」『保健医療社会学論集』30(1): 12–20.

前田泰樹 , 2019c,「急性期病院で働くということ――協働実践としての看護」『年報社会学論集』32: 23–30.

前田泰樹・水川喜文・岡田光弘編 , 2007,『エスノメソドロジー――人びとの実践から学ぶ』新曜社 .

前田泰樹・西村ユミ 2010「『メンバーの測定装置』としての『痛みスケール』――急性期看護場面のワークの研究」『東海大学総合教育センター紀要』30: 41-58.

前田泰樹・西村ユミ 2012「協働実践としての緩和ケア――急性期看護場面のワークの研究」『質的心理学研究』11: 7-25.

Merleau-Ponty, M., 1945, *La Phénoménologie de la Perception,* Gallimard.（＝ 1967 竹内芳郎・小林貞孝訳『知覚の現象学 1』みすず書房 .／＝ 1974 竹内芳郎・木田元・宮本忠雄訳『知覚の現象学 2』みすず書房 .）

Merleau-Ponty, M., 1962, *Les relations avec autrui chez l'enfant,* (Les cours de Sorbonne, Centre de documentation universitaire).（＝ 1966 滝浦静雄・木田元訳「幼児の対人関係」『目と精神』みすず書房 .）

Merleau-Ponty, M., 1964a, *L'Œil et l'Esprit,* Gallimard.（＝ 1966 滝浦静雄・木田元訳「目と精神」『目と精神』みすず書房 .）

Merleau-Ponty, M., 1964b, *Le visible et l'invisible,* Gallimard.（＝ 1989 滝浦静雄・木田元訳『見えるものと見えないもの』みすず書房 .）

中村和生 , 2007a,「実践の中の合理性」前田泰樹・水川喜文・岡田光弘編『ワードマップエスノメソドロジー』新曜社 , 76-81.

中村和生 , 2007b,「測定する／比較する」前田泰樹・水川喜文・岡田光弘編『ワードマップ　エスノメソドロジー』新曜社 , 196-202.

中橋淳子 , 2009,「がん性疼痛コントロールに関する知識・態度・看護実践についての実態調査（第 1 報）――一般病院・大学病院・がん専門病院・緩和ケア病棟（ホスピス）の比較検討から」『日本がん看護学会誌』23(3): 33-41.

西村ユミ , 2001,『語りかける身体――看護ケアの現象学』ゆみる出版 .

西村ユミ , 2002,「看護経験を探求する方法論に関する一考察――対話式のインタビューに注目して」『日本赤十字看護大学紀要』16: 1-9.

西村ユミ , 2007,『交流する身体――＜ケア＞を捉えなおす』日本放送出版協会 .

西村ユミ , 2012,「『音』の経験と看護実践の編成」『現象学年報』28: 1-11.

西村ユミ , 2014,『看護師たちの現象学――協働実践の現場から』青土社 .

西村ユミ , 2017,「事象の発生に立ち会う」『質的心理学フォーラム』9: 115-117.

西村ユミ・前田泰樹 , 2011,「『痛み』の理解はいかに実践されるか？――急性期看護場面の現象学的記述」『看護研究』44(1): 63-75.

西村ユミ・前田泰樹 , 2014,「病院全体のバランスを見る――病棟看護師長の語りとその編成」『看護研究』47(7): 679-690.

西阪仰 , 2001,『心と行為――エスノメソドロジーの視点』岩波書店 .

Noble, B., D. Clark, H. ten Have, J. Seymour, M. Winslow and S. Paz, 2005, "The Measurement of Pain, 1945-2000," *Journal of Pain and Symptom Management,* 29(1), 14-25.

奥裕美・井部俊子・柳井晴夫ほか , 2010,「看護管理者のための自己評価指標の開発」『日本看護科学学会誌』30(2): 34-43.

奥裕美・井部俊子・柳井晴夫ほか , 2011,「看護管理実践のための自己評価指標（MaIN）の改訂版の信頼性と妥当性検討『聖路加看護学会誌』15(2): 16-25.

長内佐斗子・川上潤子・天野幹子 , 2009,「看護者の視点から見た看護師長の管理者行動」『日本赤十字看護学会誌』10(1): 11-15.

Pisani, M. A., R. S. Friese, B. K. Gehlback, R. L. Schwab, G. L. Weinhouse and S. F. Jones, 2015, "Sleep in the Intensive Care Unit," *American Journal of Respiratory and Critical Care Medicine,* 191(7): 731-738.

Reddy, M., P. Dourish and W. Pratt, 2006, "Temporality in Medical Work: Time also Matters," *Computer Supported Cooperative Work,* 15: 29-53.

Ryle, G., [1966-7 → 1971]2009a, "The Thinking of Reflecting," *Collected Papers,* vol. 2, Routledge, 479-493.

Ryle, G., [1968 → 1971]2009b, "The Thinking of Thoughts: What is 'Le Penseur' Doing?", *Collected Papers,* vol. 2, Routledge, 494-510.

Sacks, H., 1972, "On the Analyzability of Stories by Children," J. J. Gumperz and D. Hymeseds, *Directions in Sociolinguistics: The Ethnography of Communication,* Holt, Reinhart & Winston, 329-345.

Sacks, H., 1984, "On Doing 'Being Ordinary'," J. M. Atkinson and J. C. Heritage eds., *Structures of Social Action: Studies in Conversation Analysis,* Cambridge University Press, 413-429.

Sacks, H., 1988, "On Members' Measurement Systems," G. Psathas ed., *Interaction Competence,*

Irvington Publishers.

Sacks, H., 1992, *Lectures on Conversation,* 2 vols, Basil Blackwell.

Sacks, H., E. A. Schegloff and G. Jefferson, 1974, "A Simplest Systematic for the Organization of Turn-taking in Conversation," *Language,* 50(4): 696-735. （＝ 2010 西阪仰訳「会話のための順番交代の組織——最も単純な体系的記述」H. サックス・E. A. シェグロフ・G. ジェファーソン『会話分析基本論集——順番交代と修復の組織』世界思想社 , 7-153.）

Schegloff, E. A., 2007, *Sequence Organization in Interaction: A Primer in Conversation Analysis,* Cambridge: Cambridge University Press.

Schegloff, E. A. and H. Sacks, 1973, "Opening Up Closings," *Semiotica,* 7: 289-327. （＝ 1989 北澤裕・西阪仰訳「会話はどのように終了されるのか」G. サーサス・H. ガーフィンケル・H. サックス・E. シェグロフ『日常性の解剖学——知と会話』マルジュ社 , 175-241.）

世界保健機構編 , 1986 ＝ 1996 武田文和訳『がんの痛みからの解放——方式がん疼痛治療法』金原出版 .

Smith, P., 1992, *The Emotional Labour of Nursing: Its Impact on Interpersonal Relations, Management and the Educational Environment in Nursing,* Macmillan. （＝ 2000 武井麻子・前田泰樹監訳『感情労働としての看護』ゆみる出版 .）

サッチマン , L., 1994,「日常活動の構造化」（"The Structuring Everyday Activity"）（土屋孝文訳）. 日本認知科学会編『認知科学の発展 vol. 7 特集分散認知』講談社 , 41-57.

Suchman, L., 1997, Centers of Coordination : A Case and Some Themes. L. Resnick, R. Säljö, C. Pontecorvo, and B. Burge. eds., *Discourse, Tools, and Reasoning: Essays on Situated Cognition,* Berlin : Springer-Verlag, 41-62.

菅原和孝 , 2000,「語ることによる経験の組織化——ブッシュマンの男たちの生活史から」やまだようこ編『人生を物語る——生成のライフストーリー』ミネルヴァ書房 , 147-181.

武田文和 , 2002,『がんの痛みを救おう！——「WHO がん疼痛救済プログラム」とともに』医学書院 .

手島ひとみ , 2009,「業務改善に取り組む看護師長の実践知」『日本看護管理学会誌』13(1): 67-75.

Wakefield, A., 1998, Sign Reading: Making Sense of What is Going on in the Ward, *Journal of Clinical Nursing,* 7, 499-504.

Wakefield, A., 2002, The Changing 'Shape' of the Nursing Station, *Contemporary Nurse,* 13, 148-157.

Wittgenstein, L., [1953]1958, *Philosophische Untersuchngen,* Basil Blackwell. （＝ 1976 藤本隆志訳『ウィトゲンシュタイン全集 8 哲学探究』大修館書店 .）

Wittgenstein, L., 1958, *The Blue and Brown books,* Basil Blackwell. （＝ 1975 大森荘蔵訳『ウィトゲンシュタイン全集 6 青色本・茶色本』大修館書店 .）

山口久美子・池田俊也・武藤正樹・成田徹郎 , 2013,「データマイニングを用いた看護師の離職要因の検討——ベッドコントロール・離職環境・職務満足度の視点から」『日本医療経営学会誌』7(1): 55-65.

あとがき

　本書の作成にあたっては、研究を受け入れて下さった急性期病院の看護師の皆様に、多くのご支援を頂きました。"多くの"がどれほどの数であるのか、すぐには把握できないほどです。病院でのフィールドワークを始めた当初、研究協力への説明と同意の方法について、看護部長さんや病棟師長さん、係長さんと相談しました。そこで決めた方法は、フィールドとなる部門のすべての方に、書面を用いて研究の内容を説明し、研究への協力が可能な場合は、承諾書にサインをしてもらうというものです。交代勤務をする多くの看護師さん方に、研究内容がしっかり届くのではないか、と考えたためです。その結果、重複している方も併せて、これまで（2018 年度末）に 167 名の方から同意書を頂きました。フィールドワークでは、一人の看護師さんに伴走をさせて頂きますが、その看護師さんは多くの方々とともに実践を行ないます。同意を下さった方の人数は、その実践の広がりを表しているのではないか、と思います。

　この人数ともかかわりますが、本書では、登場する看護師の皆さんを［数字］で表しています。研究参加者を対象化しないという意味で、仮名を使うなどの方法を議論しましたが、これほど多くの方を仮名にすると、1 人ひとりの把握が難しくなる可能性があります。実際に、お一人おひとりの看護師さんを知っている私たちでさえも混同することがありました。そのため、［数字］を選ぶに至りました。こうすることで、章をまたいでも、個別に看護師さんを特定することが可能になります。

　本書に登場頂く患者さん方は、看護師さんが受持ったり複数人の看護師たちが同じ時期に関心を持ったりした方に限定しているため、それほど多くはありません。そのため、看護師さんとの区別ができるよう、アルファベットとしました。

　直接登場をしない方々にも、多くのご支援とご助力を得ることで、本研究を進めることができました。看護部長さんをはじめとした看護部の皆様には、病院での調査に入る前から、調査中、調査後の様々な事柄にご配慮を頂きました。一言で調査に入ると言っても、調査を受けて頂くこと自体の検討、病院の倫理審査申請へのご協力、多くの方への周知、更衣室や鍵の貸し借り、相談窓口等々、多くのご協力を頂きました。調査中、私たちが疲れているのではないか、と食事にお誘い下さったり、からだを労わるものを差し入れて頂いたりもしました。実際

に、慣れない場所で看護師さん方と一緒に動き回り、（西村は）時に一緒にケアを行なわせていただく、という方法によって、筋肉痛になったこともありました。そんな状況にあり、ご配慮には本当に助けられました。この場をお借りして、研究にご支援くださったすべての方々に御礼申し上げます。

　本書のもとになった調査は、以下の助成を受けて行なわれております。これらの助成がなければ、長期的な調査を継続することは難しかったと思います。記して感謝いたします。

科学研究費基盤（C）「急性期医療の看護場面における実践知の記述的研究」
　　（研究課題番号 19592441）（代表：西村ユミ）
科学研究費基盤（C）「病院の看護をつくる実践知の記述的研究」
　　（研究課題番号 23593133）（代表：西村ユミ）
科学研究費基盤（C）「急性期病院における協働実践についてのワークの研究」
　　（研究課題番号 16K04101）（代表：前田泰樹）

　なお、2020 年度 4 月より、科学研究費基盤（C）「急性期病院を中心とした地域との多職種連携に関する質的研究」（研究課題番号 20K10407）（代表：西村ユミ）の助成を受け、次なる課題に取り組んでいます。

　本書は、第 8 章を除くすべての章を、すでに他の媒体で紹介しています。いずれも、本書の内容に合わせて大幅に加筆修正をしておりますが、初出に関しては、おおむね以下の通りです。

第 1 章：西村ユミ，2012，「「音」の経験と看護実践の編成」『現象学年報』28: 1-11.
第 2 章：西村ユミ・前田泰樹，2011，「「痛み」の理解はいかに実践されるか？──急性期看護場面の現象学的記述」『看護研究』44(1): 63-75.
第 3 章：前田泰樹・西村ユミ，2010，「「メンバーの測定装置」としての『痛みスケール』──急性期看護場面のワークの研究」『東海大学総合教育センター紀要』30: 41-58.
第 4 章：前田泰樹・西村ユミ，2012，「協働実践としての緩和ケア──急性期看護場面のワークの研究」『質的心理学研究』11: 7-25.

第 5 章：前田泰樹，2019，「申し送りをする——病棟の時間と空間の編成」『立教社会福祉研究』38: 5——13.

第 6 章：前田泰樹，2013，「急変に対応する——看護ケアのエスノメソドロジー」『現代思想』41(11): 191-203.

第 7 章：西村ユミ・前田泰樹，2014，「病院全体のバランスを見る——病棟看護師長の語りとその編成」『看護研究』47(7): 679-690.

　第 1 章に掲載された写真にかんしては、同じフィールドノートをもとにした写真が、『質的心理学フォーラム』の企画「フィールド・エッセイ」（西村 2017）に掲載されています。第 3 章のもととなった論文につきましては、その一部を加筆修正したものが、『ワークプレイス・スタディーズ』（水川・秋谷・五十嵐編 2017）という書物にも掲載されています（前田 2017）。また，本書の出版に先立って，いくつかの媒体で紹介させていただきました（前田 2019b）（前田 2019c）。あわせて参照いただければ幸いです。

　初出の原稿の執筆においては、いくつかの研究会などでコメントを頂いております。前田は、社会言語研究会などで、まだ萌芽的な段階でのアイデアを検討いただき、ご意見をうかがうことができました。研究会での議論は、アイデアを形にしていくための大きな助けになりました。西村は、臨床実践の現象学研究会などでの発表や議論に、多くの刺激を頂きました。また、大学院生とのゼミナールや授業（「看護哲学」など）には、フィールドでの調査を続けるエネルギーと一緒に考えることを通して多くのヒントを頂きました。

　多くの皆様との議論に支えられ、本書を完成させることができました。この場をお借りして御礼申し上げます。

＊　＊　＊

　本書の出版に向けて校正に取り組んでいる最中に、国内での COVID-19 対応とそのための緊急事態宣言が出されました。急性期病院での、感染症患者への治療や看護の状況を耳にするたびに、調査施設の看護職の皆さんは、この状況にいかに応じておられるのだろうかと、案じておりました。出版前に、お電話にてお話を伺う機会があり、多くの課題に取り組まれていることが分かりました。改めまして、研究へご協力下さいました病院の皆様を始め、ご対応を下さっているすべての医療職の皆様へ感謝申し上げます。

最後になりますが、新曜社の高橋直樹さんには、本書を一冊の本として編んでいく過程において、鋭いご指摘と多くのサポートを頂きました。高橋さんのこだわりと眼力が、本書の形を定めて下さったと思います。また、COVID-19 対応のために、自宅勤務をされるなどして、思うように作業が進められない状況にあったと思います。そのような中、最後まで丁寧にご対応を頂きましたこと、この場をお借りして感謝申し上げます。

　2020 年 4 月末日

西村ユミ・前田泰樹

索　引

著者紹介

前田泰樹（まえだ　ひろき）
立教大学社会学部社会学科教授。博士（社会学）。
単著に『心の文法──医療実践の社会学』（新曜社，2008 年），共
編著に『エスノメソドロジー──人びとの実践から学ぶ』（新曜社，
2007 年），共著に『遺伝学の知識と病いの語り──遺伝性疾患を超
えて生きる』（ナカニシヤ出版，2018 年）など。
担当：序章・第 3 章・第 4 章・第 5 章・第 6 章

西村ユミ（にしむら　ゆみ）
東京都立大学健康福祉学部看護学科教授。博士（看護学）。
単著に『語りかける身体──看護ケアの現象学』（講談社学術文庫，
2018 年），『看護実践の語り──言葉にならない営みを言葉にする』
（新曜社，2016 年），『看護師たちの現象学──協働実践の現場から』
（青土社，2014 年）など。
担当：第 1 章・第 2 章・第 7 章・第 8 章・終章

 急性期病院のエスノグラフィー
協働実践としての看護

初版第 1 刷発行　2020 年 8 月 31 日
　　著　者　前田泰樹・西村ユミ

　　発行者　塩浦　暲

　　発行所　株式会社　新曜社
　　　　　　〒101-0051　東京都千代田区神田神保町 3-9
　　　　　　電話（03）3264-4973・Fax（03）3239-2958
　　　　　　E-mail：info@shin-yo-sha.co.jp
　　　　　　URL：https://www.shin-yo-sha.co.jp/

　　印　刷　メデューム
　　製　本　積信堂

ISBN978-4-7885-1681-6　C1036

西村ユミ　著　　　　　　　　　　　　　　　　　　　　　　四六判 244 頁
看護実践の語り　言葉にならない営みを言葉にする　　本体 2600 円

看護実践とはどのような営みなのか？　患者の変化や訴えに応え，援助するなかで，看護
師自身はどのように感じ，考え，実践しているのか。「しこり」「引っかかり」となって
生き続ける経験を率直に語りあう共同作業から紡ぎ出される，看護実践の言葉。

前田泰樹　著　　　　　　　　　　　　　　　　　　　　　　A 5 判 288 頁
心の文法　医療実践の社会学　　　　　　　　　　　　　本体 3200 円

個人の持つ能力や性質として心を限定する分析をはなれ，他者の感情を読み取る，動機
を推し量るなど，やりとりのなかにこそ現れる心の概念の実際を捉える。エスノメソド
ロジーによる精緻なモノグラフ。

前田泰樹・水川喜文・岡田光弘　編　　　　　　　　　　　　四六判 328 頁
ワードマップ　エスノメソドロジー　　　　　　　　　　本体 2400 円
人びとの実践から学ぶ

人びとが日常を作りあげていく方法を調べることを通じて社会の理解に迫るエスノメソ
ドロジー。認知科学，情報工学，言語学，教育学など幅広い分野に結びつく近年の研究
実例を紹介し，難解と思われがちな方法論を初心者向けに解きほぐす，待望の入門書。

種田博之　著　　　　　　　　　　　　　　　　　　　　　　四六判 302 頁
パラドクスとしての薬害エイズ　　　　　　　　　　　　本体 2400 円
医師のエートスと医療進歩の呪縛

金儲けに走った非常識な医師により薬害エイズが引き起こされたという単純な非難では
薬害の再発は防げない。むしろ真っ当な医師の常識や振舞いにこそ、その原因が潜むの
である。医学の限界という不確実性に惑う当時の医師たちのリアリティに迫る労作。

D・シルヴァーマン　著／渡辺忠温　訳　　　　　　　　　　A 5 判 240 頁
良質な質的研究のための，かなり挑発的で　　　　　　　本体 2600 円
とても実践的な本
有益な問い，効果的なデータ収集と分析，研究で重要なこと

なぜ調査の方法が重要なのか。質的研究の基底にある論理とはどのようなものか。将来
的な方向の鍵となる議論は何か。多くのテキストが表面的にしか扱わざるをえなかった
調査研究についての実践的な事例とデータ分析の実際の経験を惜しみなく提示。

（表示価格は税を含みません）